発達障害

岩波 明

文春新書

1123

はじめに　なぜあの人は「空気が読めない」のか？

シャーロック、風立ちぬ、逃げ恥

この数年、ドラマや小説の主人公に発達障害、特にアスペルガー症候群を思わせる人物をよくみかける。たとえば、名探偵シャーロック・ホームズを現代によみがえらせたと評判になった英国BBCのドラマ『シャーロック』（2010年放送開始）はその代表例だ。「シャーロック・ホームズは、アスペルガー症候群なのだろうか」という問いかけは、シャーロッキアンやミステリファンでなくても関心をそそられる話題である。本文において詳しく述べるが、驚異的な記憶力や稀有で突飛な発想は、「サヴァン症候群」などの発達障害に特徴的なものであり、この点はホームズにもあてはまっている。

言うまでもなく、シャーロック・ホームズは、サー・アーサー・コナン・ドイルのミステリに登場する主人公の探偵である。ホームズの物語は世界中に広く知れわたっており、そのパスティーシュも数多い。物語の中のホームズは、天才的な観察眼と推理力を持ち、数々の難事件を解決に導く名探偵だ。

　ホームズは、ロンドンの中心部にあるベイカー街221番地bのアパートで、友人であり相棒役のジョン・H・ワトスン医師と共同生活をしている。ヴァイオリンとボクシングを好み、化学実験が趣味である。ホームズは傑出した面を数多く持っているが、いわゆる英国紳士であり、さほど奇矯な印象はみられない。彼の悪癖として、コカインやモルヒネに対する薬物依存がみられた。この当時、アヘンの吸引は法的に規制されていなかった。ロンドンの貧民街のあるイーストエンドには、乱用者がアヘンを吸引するアヘン窟が多数存在していたが、一時はホームズもその常連であった。

　これまでシャーロック・ホームズは、繰り返し映像化されている。ところが、BBCのドラマ『シャーロック』は、過去のものとは異色の内容であった。この作品は舞台が21世紀の現代であるということにまず驚かされるが、ベネディクト・カンバーバッチが演じた『シャーロック』の主人公は、エキセントリックさが強調されている点が出色であった。『シャーロック・ホームズは、非常識な行動を頻繁に行い、他者に対する配慮に欠け、自らを「高機能社会不適合者」と自虐的に述べる青年である。貴族の邸宅での面談に裸同然で訪れることもあるし、他人をバカにした容赦のない言動が目立つ。

一方でシャーロックの記憶力はずば抜けていて、世界各地の地理や歴史などに関して詳しい知識を持っており、これが犯罪捜査に有用となる。現代によみがえったシャーロックは、まさに高機能のアスペルガー症候群そのものなのである。

物語の中の「賢者」には、2通りのパターンがある。第1にあげられるのは、賢い老人である。たとえば、トールキンのファンタジー『指輪物語』のメインキャラの一人である魔法使いのガンダルフである。長い顎ヒゲ、尖がり帽子に杖を手にしたガンダルフは、その叡智と魔力で「暗黒」の力に戦いを挑む。他に例をあげれば、映画『スター・ウォーズ』に登場するヨーダも老賢者の風格を持っている。

第2のパターンの賢者は、「少年」である。物語の中には、世の中のありとあらゆることを知り尽くした少年がしばしば登場する。たとえば、サリンジャーの諸作品の主人公であるシーモア・グラスがあげられる。彼は後に不可解な自殺を遂げるが、子ども時代から神童だった。マーク・トウェインの『不思議な少年』の主人公も、邪悪な面を持つが世界の何もかも知っている賢者であった。

オリジナルのホームズは老賢者の風格を持っているが、カンバーバッチの演じたシャーロックには、「少年」のイメージが近い。もちろんシャーロックは年齢的には成人であるが、彼は純粋で無垢であり、世間の常識に染まっていないからである。こうした特徴は、まさにアスペルガー症候群のイメージに一致している。

日本の映像やドラマにおいても、アスペルガー症候群的な特質を「好ましい」ものとして描いているケースを最近よくみかける。たとえばジブリ映画『風立ちぬ』の主人公である堀越二郎には、そのような特徴が濃厚である。主人公のモデルとなった実在の堀越は零戦の設計者として高名であるが、過度に几帳面な面があるとともに、いわゆる「空気が読めない」ところがあり、世間的な出世コースに乗れなかった。

群馬県藤岡市に生まれた堀越は、東京帝国大学工学部航空学科を首席で卒業し、その後現在の三菱重工に入社して航空機の設計にあたった。堀越は機体の美しさと機能を両立させることに強くこだわった。

堀越は零戦をはじめ多くの名高い戦闘機を完成させたが、対人関係はあまり得意でなく、発注元である軍部ともしばしばトラブルを起こした。エンジンが気に食わなかったので、海軍の方針に反対してエンジンを換えさせたというエピソードも知られている。その時代、一技術者が軍にたて突くことなど考えられないことだった。

彼はまた細かいこだわりが強く、メニューやレシートの類はすべて捨てることなく保管し、布団は必ず部屋の壁と平行になるように敷くといったことも伝えられている。

堀越の細かい生活歴までは明らかになっていないが、優秀な頭脳と飛びぬけた実績を持っているにもかかわらず、戦後にポストに恵まれなかったのは、上記のような特性が関係していたように思える。

２０１６年に大ヒットしたドラマ『逃げるは恥だが役に立つ』（ＴＢＳ）の主要登場人物である津崎平匡も、アスペルガー症候群の疑いが濃厚である。

津崎はヒロインである森山みくりと契約結婚をして同居するという設定であるが、高学歴で仕事の評価は高いにもかかわらず、取っ付きにくく対人関係が苦手で、36歳になる今まで女性と交際したことはまったくないという人物である。

さらに彼は、ささいなことに対するこだわりが強い。次に示すのは、津崎がみくりと2人で料理をしているシーンである（コミックス7巻）。

津崎「にんにくすりおろし、ひとかけって、チューブでいうと何㎝ですか」

みくり「適当でいいですよ～」

(みくりの答えに満足しない津崎は、すぐにスマホで「ひとかけ」について調べる)
津崎「メーカーの見解ではにんにくの場合ひとかけ約5gで小さじ1杯、しょうがの場合ひとかけ約15gで大さじ1杯だそうです」

フィクションの世界では、アスペルガー症候群など発達障害の人たちは「少し変わったところがあるが、特定の分野においては驚異的な能力を発揮する天才タイプ」として語られることが多い。

もちろん、このような見方は一面的であり、現実社会で苦労している当事者や家族にとっては不必要に美化されていると感じられ納得できない思いとなるのかもしれない。けれども別の見方をすれば、一般の人にとっては、アスペルガー症候群の持つ純粋さが魅力的に感じられていることが、発達障害の流行につながっているようにも思える。

「自分も発達障害かもしれない」症候群

現在、「発達障害」という病名は非常にポピュラーなものとなり、一般の人にも広く浸透してきた。社会生活の中で、「空気が読めない」「人の気持ちがわからない」ことによって周囲から発達障害だと指摘され、精神科を受診する人が増えている。長年連れ添った妻から、「ずっとどこかおかしいと思っていたが、発達障害に違いない」と指摘されて、病院に来る男性もたびたびみかける。

発達障害に関して、もっともよく耳にするのは、「アスペルガー症候群」という疾患名である。よい風潮とは思わないが、マスコミで発達障害を扱う頻度が増えるにつれて、昨今では、対人関係が苦手な人をすぐに「アスペ」と決めつける傾向も存在する。

実は、「アスペルガー症候群」という病名が世の中に広まったのは、今世紀の初頭に起こった何件かの殺人事件がきっかけであった。詳細については本文で述べるが、動機や犯行手段が不可解で奇妙な少年犯罪について、弁護側が「加害者はアスペルガー症候群であった」と主張したことをきっかけに、この「病名」が市民権を得た。

つまり犯罪事件に関するセンセーショナルな報道によって、アスペルガー症候群などの発達障害は世の中に知られたのであり、これはある意味、発達障害に関する「黒歴史」なのかもしれない。

それから10年以上が経過した現在、発達障害が正しく理解されているかというと、かなりの疑問がある。多くの人が持っている発達障害のイメージとその実像には、かなりのずれが存在しているのだ。

専門家である精神科医でさえ、理解が不十分であることもたびたびみられる。それどころか、発達障害の存在自体を否定する旧弊な医師もいるほどだ。

発達障害の専門外来を受診した当事者に聞いてみると、本人自身が、インターネットなどの知識から自らを発達障害、特にアスペルガー症候群であると自己診断して受診するケースがもっとも多い。

一方、家族や会社の同僚、上司あるいは産業医などから発達障害を疑われ病院への受診を指示された例も珍しくない。前述したように、妻から強くすすめられていやいや受診した男性のケースは多いが、逆に夫が妻に受診を促すケースは、「片付けられない」「生活面でだらしない」といった例が多い。

もっとも、受診者の中には、どうして病院に来ることになったのか疑問に思える例も少なからずみられる。「空気が読めない」「人の気持ちがわからない」と指摘された人については、周囲の人たちの一方的な思い込みであることも多いし、生まれつきの性格ということもある。マスコミを含めた一般の人が思い浮かべる発達障害の姿と、医学的な「疾患」の間にはかなりの距離が存在している。

発達障害を正しく知るために

本書は、成人における発達障害について、一般の方を対象として、その具体的な概念や内容を知って頂くことを目的とした一冊である。さらには発達障害の当事者本人やその家族、また発達障害にかかわりを持つことの多い、教育や職場の担当者にも参考になる内容となっていると思う。

前述したように、この10年あまり、発達障害はマスコミでも頻繁に取り上げられ、一般の人もよく耳にするようになったにもかかわらず、いまだに誤解は多い。この点は、医療関係者やカウンセラーにおいても同様である。正しく発達障害の概念を把握しているのは、精神科医でもごくわずかにすぎない。

これはなぜかというと、これまで医療や福祉で扱われてきた発達障害は、比較的重症のものに限られていたからだ。現在問題となっている、知的能力の高いアスペルガー症候群の人たちなどは、そもそも治療や援助の対象と見なされていなかった。

さらに最近まで発達障害は児童期の疾患とみなされ、ほとんどが小児科で扱われてきたという歴史もある。このため、成人を専門にしている医師やカウンセラーの大部分は、発達障害の治療経験を持っていない。従って、彼らが発達障害について理解が不十分であるのも、ある意味仕方がない面もある。

本書では、成人期の発達障害の代表的な疾患であるアスペルガー症候群などの「自閉症スペクトラム障害（ＡＳＤ）」、および「注意欠如多動性障害（ＡＤＨＤ）」を主に扱っている。この2つの病名は本書で繰り返しテーマとしているので、発達障害についての初学者の人においては、このＡＳＤとＡＤＨＤという2つの病名を記憶してほしい。

この2種類の発達障害は、成人期における発達障害の大部分を占めているものであるが、両者はまったくの別物ではなく、複雑に関連している。ちなみに疾患の頻度については、一般の知名度とは異なり、ＡＳＤよりもＡＤＨＤがはるかに高い。

発達障害についての大きな問題の一つは、診断の不正確さである。これには過剰な診断と過小な診断と両方のケースがある。発達障害とは言えない人や他の精神疾患に罹患している人が、発達障害と診断されていることは珍しいことではない。

このような過剰診断の中でもっとも頻度の高いものは、「対人関係や社会性の障害」がみられるために、アスペルガー症候群の診断を受けているケースである。けれども、対人関係についての問題は、発達障害に固有のものではない。統合失調症や対人恐怖症（社交不安障害）、あるいはうつ病など精神疾患においても、対人関係の障害は頻繁にみられるし、実は「健常者」においても珍しくはない。

つまり、対人関係の障害という所見のみで発達障害という診断をすることは明らかに行き過ぎであり、「変わり者」や「風変わりな行動をとる人」を即「発達障害」と決めつける風潮には注意する必要がある。

逆に、過小診断もしばしばみられる。うつ病など他の精神疾患と誤診されている場合や、発達障害の存在を見逃されまったく問題がないとされるケースも珍しくない。詳細については本文で述べるが、長期にわたり統合失調症やうつ病などの診断で治療を受けているケースにおいて、ＡＤＨＤなどの発達障害がベースに存在している例はまれではない。

古典的な自閉症や知的障害（精神遅滞）などの疾患は、生涯を通じて症状が継続することは認識されている。だが今日のアスペルガー症候群やＡＤＨＤにあたる軽症例については、小児期に多少の不適応症状を示しても、成人期にいたると、症状は軽快するか医学的には問題にならない程度に改善すると見なされていた。

ところが１９９０年代以降、このような考え方には、変化がみられてきている。発達障害の多くは、たとえ症状が軽症であったとしても、成人以降も症状が持続し、実生活における障害をもたらしている比率が高いことが明らかになってきたのである。

アスペルガー症候群など自閉症スペクトラム障害（ＡＳＤ）と呼ばれる一群では、対人関係、社会性の問題が基本にあり、成人期において、当たり前の社会生活が困難となることがよくみられる。ＡＤＨＤにおいては、多動症状は改善する場合が多いが、不注意、集中力の障害は持続してみられ、就労の現場でケアレスミスを繰り返しパフォーマンスの低下をきたすことがまれではない。


本書においては、発達障害の概念とその歴史を振り返るとともに、発達障害を持つ当事者の実生活における諸問題をとりあげ、その解決方法について検討を加える内容とした。また、今後の発達障害に関する行政や医療の課題と目標についても議論を行った。

本文中の症例はプライバシーの保護のため、一部内容を改変していることをお断り申し上げます。依拠した文献、学術論文等についても、同様の配慮をしております。

目次

おわりに

第1章　ＡＳＤ（自閉症スペクトラム障害）

天才か？　天然か？

アメリカのテレビドラマに、『クリミナル・マインド』という人気シリーズがある（現在第12シーズンが放映中）。このドラマは、ＦＢＩの行動分析課（ＢＡＵ）というプロファイリング・チームが凶悪事件、猟奇殺人事件に立ち向かい解決していく様子を描いている。ドラマのＢＡＵは7人のチームからなるが、その1人であるドクター・スペンサー・リードという青年はアスペルガー症候群の特徴を持っている。

リードはわずか24歳だが、ＩＱが１８７という天才で、飛び級を繰り返してカリフォルニア工科大学を卒業後、ＢＡＵの一員となった。彼は数学、工学、化学の博士号に加えて驚異的な速読力を持ち、さらに古今東西のあらゆる事象を記憶していた。

しかし、リードは対人関係が苦手だった。学生時代は、いつも暴力を含む激しいいじめの被害者だった。事件の現場でも場の空気が読めないために、必要もない蘊蓄を延々と語り続けて、周囲からうんざりされてしまう。異性と交際したことも、ほとんどない。

このリードのように驚異的な能力と世間的な無知さが同居しているアスペルガー症候群などの発達障害とは、どのようなものなのだろうか。

本章においては、まず「発達障害」の概要をざっと俯瞰したあと、アスペルガー症候群などのＡＳＤ（自閉症スペクトラム障害）について、その概念や臨床症状の実例にふれながら紹介したい。

発達障害に含まれるもの

一般に「発達障害」とは、アスペルガー症候群（アスペルガー障害）を中心とする自閉症スペクトラム障害（autism spectrum disorder：ＡＳＤ）、注意欠如多動性障害（ＡＤＨＤ）などを漠然と指していることが多い。

注意すべきは、「発達障害」という病名は総称であり、個別の疾患ではない点である。

さらに話を複雑にしているのは、この分野においては、ある一つの疾患の名称が複数存在していること、時代によって呼び方が変化していることである。精神科の診断基準でもっともよく用いられているのは、アメリカ精神医学会によるDSM（精神疾患の診断・統計マニュアル）であり、現在は2013年に発表された第5版（DSM-5）が刊行されている。本書における精神疾患の診断名も、基本的にDSM-5における病名を使用した。

DSM-5においては、「アスペルガー症候群（アスペルガー障害）」という用語は使用されなくなり、「ASDの一部」と変更された点に注意する必要がある。ASDは、従来の自閉症（自閉性障害）、アスペルガー症候群など自閉症の関連疾患を包括する概念となっている。ASDは、以前の診断基準で用いられた広汎性発達障害とほぼ同義である。

またスペクトラムとは聞きなれない言葉だが、「連続体」という意味である。つまり、ごく軽症の人から重症の人まで、様々なレベルの状態の人が広汎に分布しているという意味である。

繰り返しとなるが、発達障害とは、多くの疾患を含む大雑把なカテゴリーである点をまず認識してほしい。ジャーナリズムにおいては、「発達障害」という単一の病気があるかのように報道されることが多いが、これは誤りである。

発達障害の診断基準

発達障害（developmental disability）という用語は、アメリカの法律において1963年に初めて使用されたものである。

発達障害の中心的な疾患は、ASDとADHDである。これ以外の疾患もあるが、本書では主としてASDとADHDについて論じていく。発達障害について理解を深めるには、この2つの疾患を知ることが何よりも重要である。

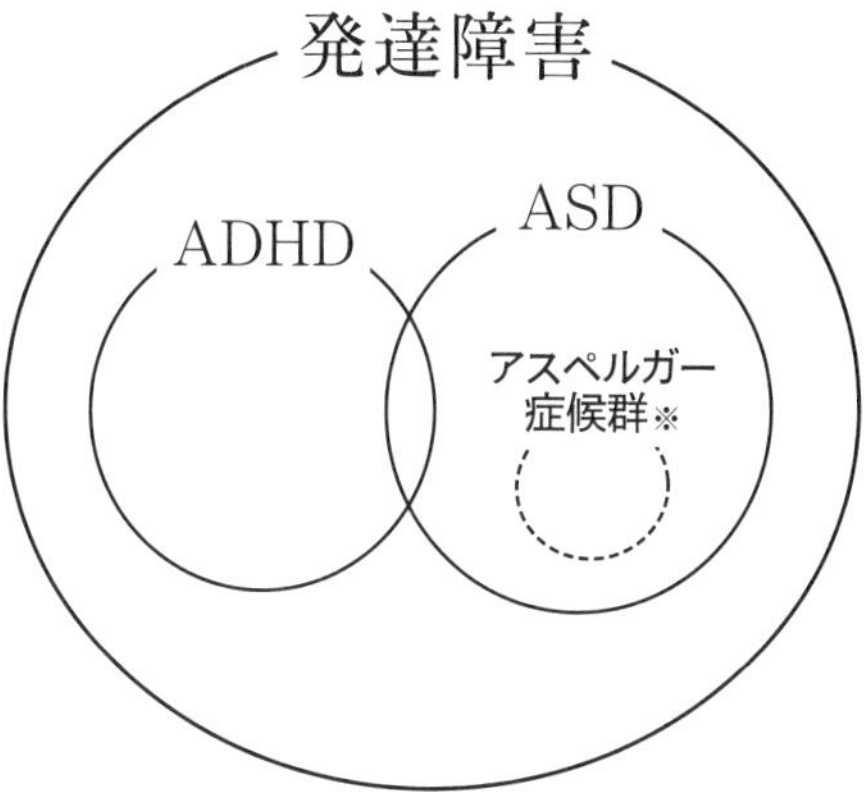

※かつてはアスペルガー症候群は独立したカテゴリーだったが、DSM-5ではASDの中に含まれている。

さきほども紹介したように、精神科の診断基準でもっともよく用いられているのは、DSM－5である。DSM－5においては、「神経発達障害（neurodevelopmental disorder）」というカテゴリーがもうけられており、ASDとADHD以外の疾患としては、「知的能力障害（精神遅滞）」「限局性学習障害」「コミュニケーション障害」などが含まれている。

ＡＳＤの主要な症状は、「コミュニケーション、対人関係の持続的な欠陥」と「限定され反復的な行動、興味、活動」である。対人関係の障害がみられるとともに、強いこだわりの症状を示す一群である。

ＡＤＨＤは、「多動・衝動性」と「不注意」を主な症状とする疾患である。落ち着きのなさと注意・集中力の障害がよくみられるが、これについては第2章で述べる。

精神遅滞は生まれながら知的機能の遅れがみられるもので、日常生活に困難をきたし、社会適応が不良になりやすい。これまで精神医学で扱っていた従来の自閉症では、70〜80%に精神遅滞が合併するという報告もあり、重い知的障害を伴うケースも少なくなかった。

限局性学習障害（specific learning disability）とは、全般的な知的発達に遅れはないが、聞く、話す、読む、書く、計算する、推論する能力のうち特定の領域の習得と使用に著しい困難を示す疾患である。読字障害、算数障害などが知られており、以前はＡＤＨＤと区別されていなかった。

前述したように、ＤＳＭ-５などの公式の診断基準においても「発達障害」の定義は確定しておらず、診断名も一定していない。調査や研究が進むにつれて新たな知見が明らかにされつつあり、疾患の定義や名称は今後も変化していく可能性があると考えられる。

疾患は生まれつき

さらに一般の人の誤解を深めているのが、「成人の発達障害」という言い回しである。これは正しく述べるなら、「成人期に達した発達障害の患者（当事者）」を示す言葉である。

発達障害は生まれつきのものであり、成人になってから発症するものではない。だが、この点を誤解している人は多い。いまだに成人になって発達障害が出現すると勘違いしている人は少なくない。企業の産業医などから、児童期には友人が多くて社会的な適応に問題がなかった〝患者〟が紹介されてくることがしばしばある。成人になってから「発達障害」を発症して対人関係や社会適応が悪化したと紹介状には記載されているのだが、これは基本的な点で誤りである。さらに専門家であるはずの精神科医でさえ、成人になって発達障害が発症すると考えている人がいて、唖然とすることもある。

ＡＳＤの症例

ここで、具体的なイメージをつかんで頂くために、成人のＡＳＤについて典型的なケースを提示したい。児童期より、対人関係の障害やこだわりの強さなどＡＳＤによくみられる症状を示していたが、社会人になるまで重大な不適応には至らなかった男性の例である。知的能力が平均以上のＡＳＤにおいては、このような経過を示すことが多い。

症例は、初診時25歳の会社員の男性Ｍさん。診察室の中では落ち着かない様子で、話し方は一方的で、医師の問いを聞こうとせずに話を続けた。Ｍさんは関西の理工系大学院を修了後、都内にある資源関係の上場会社に入社し、会社の独身寮で単身生活をしていた。

幼児期には言葉の遅れがあった。4歳頃にようやく2語文、3語文を話すようになったが、その後急速に言葉が出るようになり、就学前には発育の遅れはみられていない。

Ｍさんは、子ども時代から対人関係が苦手で、「変わり者」と言われることが多かった。小学校ではなかなか仲間入りができず、一人遊びを好んだ。机の上に唾液で泡を作り、潰して遊ぶことをいつまでも続けていた。クラスの帰りの会で、教師から「意見のある人？」といわれると、必ず手をあげて「何もありません」と答えるこだわりがあった。

小学校の3、4年生になると、協調性がないため、些細なことで同級生と衝突することが多くなった。特に女子からはまったく無視された。整理整頓が苦手で、机の中はいつもぐちゃぐちゃだった。昼休みは誰とも遊ばずに、一人で電車や昆虫の図鑑を見ていた。

いじめもあった。同級生から「お前、むかつく」と言われて、蹴られたり殴られたりした。頭を掻いて匂いをかいだり、給食の餃子のタレの残りを舐めていたりしたため、女子から「キモい」と言われて嫌われた。極端な偏食で、野菜はすべて残していた。

相手によって、言葉を選ぶことができなかった。掃除の時に、教師に対して、「なんでぼくたちは掃除をしなくてはならないのですか。そういう先生は掃除をしてないじゃないですか」と発言し、逆にこっぴどく叱られたことがあった。

中学、高校になっても、対人関係は改善しなかった。空気が読めず、思ったことをすぐに口にだしてはひんしゅくを買った。いじめに遭うことも続いていた。女生徒からはストーカー扱いされた。筆箱の中のシャープペンを折られたり、つねられてあざをつくられたりもした。勉強については、数学と理科は得意だったが、他の科目は苦手だった。

理工系の大学を卒業後、大学院に進学した。大学院では指導教官と衝突することはあったが、専門科目は興味があってよく勉強し、苦労はしたが修了することはできた。

問題が生じたのは、会社に就職してからである。就職後の生活は、想像以上にストレスが大きかった。就職先は一流企業ではあったが、必ずしも希望の会社ではなかったことも関係しているかもしれない。親元から離れた寮での一人暮らしは、初めてのことだった。

これは生活力の乏しいMさんには、かなりの負担だった。彼は、同僚とも上司ともなじむことができず、会社の中でまったく孤立した状態になった。

仕事も楽ではなかった。業務について上司が説明してくれても、まるで何を言っているのかわからなかった。理解ができないとすぐにパニック状態となった。口頭で言われると、字義通りに解釈してしまうか、理解できないことが大部分だった。

助けてくれる仲間もいなかった。研修のときに飲み会に参加せずに一人で勉強をしていたら、「一人よがりだ」と言われた。1週間に2回以上ココイチのカレーを食べていたことを先輩に話したら、バカにされた。

自分が好きな地下鉄の車両の話を同僚にすると、「マニアックで視野が狭い」と非難された。上司から仕事を早く進めるように言われたので、自分で必要と思った案件を進めたら、「勝手にそんなことをするな」と非難された。「言われた通りにやっている」と言い返すと、「君は言い訳することしか考えていない。自分が悪いと思っていない」と逆に叱られた。

こういう状況が半年以上続いたため、Mさんは職場では戦力とならず、会社の上司と産業医から勧められて専門外来を受診した。受診後、ＡＳＤという診断書を会社に提出したところ、会社側からは通常の勤務は困難であるという理由で障害者雇用への変更を勧められた。だが本人はこれを拒否し、最終的には会社を退職し、実家に戻っている。

このようにASDのケースにおいては、就職後に問題が顕在化して不適応になりやすい。元来人づきあいが苦手でコミュニケーションがうまくとれないため、仕事の仲間にうまく入っていけないことが多い。さらに、持ち前の頑固さや興味の偏りによって、ますます孤立し、Mさんのケースのように、退職に追い込まれる例も珍しくない。

こうした場合、周囲の対応もまた重要である。本人の特異さを受け入れてじっくり面倒をみてくれる体制があれば、あるいは企業に発達障害についての理解があれば、Mさんの状況は違ったものになっていたかもしれない。

ASDは遺伝なのか

ASDの原因は明らかになっていないが、家族内の発症率は高く、遺伝的な要因が大きいことは確かである。近親者にASDがいる人の場合、診断基準を満たさない場合でも、コミュニケーションや対人関係になんらかの問題を持っている例が多い。最近の遺伝的研究からは、ASDは特定の遺伝子に関連した単一疾患ではなく、かなりの異種性を持っていることが明らかになってきている。

長い間、自閉症などの原因は、「親の養育の失敗」「親の愛情不足」とみなされてきた。だが、現在この点は明確に否定されている。子どもに対する親の態度が患者の予後や幸福感に影響を与えることは確かであるが、ＡＳＤ発症の原因ではない。

ＡＳＤには遺伝以外にも、関連する要因が指摘されている。その一つとして、出生前や周産期における合併症の発生率が高いことがあげられる。具体的には、妊娠中の子宮出血や母親の糖尿病、周産期においては低酸素状態をきたす様々な障害がＡＳＤの危険因子である。

また、特定の遺伝性疾患をもつ人に、ＡＳＤの合併率が高いことが報告されている。

その一つがフラジャイル（脆弱）Ｘ症候群である。これはＸ染色体上の遺伝子異常を原因とする疾患で、知的障害、情動不安定、自閉症症状などの精神症状に加えて、細長い顔、大耳介、扁平足、巨大睾丸、関節の過伸展などの身体的特徴を伴うものである。

結節性硬化症においても、ＡＳＤの合併は高率である。この疾患は遺伝性の母斑症（神経皮膚症候群）のひとつであり、顔面の血管線維腫、てんかん、知的障害が特徴的であるが、全身に多数の良性腫瘍が伴うこともある。この他、レット症候群、アンジェルマン症候群などの遺伝性疾患においてもＡＳＤ症状を示す頻度が高い。

ＡＳＤの脳画像研究においては、小児期の脳容積が定型発達児より有意に増大しているという所見がある。この特徴は、レオ・カナーの古典的な研究でも報告されている。

最近になり、ＡＳＤの関連で、オキシトシンという脳のホルモンが注目されている。通常、オキシトシンは出産や授乳に関連し、子宮平滑筋の収縮、乳汁分泌の促進作用を持つホルモンとして知られているが、これ以外にも、社会生活においてヒトの「他人への信頼、愛着」が増加する作用があることが明らかになった。

このオキシトシンを治療薬として用いて、ＡＳＤの社会性、対人関係の障害を治療する試みが開始されている。ＡＳＤに対するオキシトシンの連続投与により、社会性の障害の改善がみられるとする報告がこれまでいくつかあり、今後の研究が期待されている。

心の理論

ＡＳＤの行動特性を説明する有力な仮説として、「心の理論（Theory of Mind：ToM）」の障害がサイモン・バロン＝コーエンらによって提唱されている。心の理論とは、「他人の考えを推察する能力」であるが、ＡＳＤにおいてはこの能力に障害があると想定されている。

心の理論の検査として、よく用いられるのが「サリー・アン課題」である。この課題においては、次のような内容が被験者に漫画で示される（図1－1）。

「サリーとアンが、部屋で一緒に遊んでいる」

「サリーはビー玉を、カゴの中に入れて部屋を出て行く」

「サリーがいない間に、アンがビー玉を自分の箱の中に移す」

「サリーが部屋に戻ってくる」

これらの場面を被験者に示し、最後の場面について、「この時、サリーはビー玉を取り出そうと、最初にどこを探しますか？」と質問する。正解は「カゴの中」である。

ところが心の理論の発達が遅れている場合、被験者は「箱」と答える。実際に、幼児期や児童期のＡＳＤの当事者は、そのように答える頻度が高い。

しかしながら、知的な遅れがないＡＳＤ患者、あるいは思春期以降のＡＳＤ患者においては、このサリー・アン課題のような単純な誤信念課題をクリアする者も多く、ＡＳＤのすべてに心の理論に障害があるとは必ずしも言えない。

そこで、最近では、アイトラッカーという医療機器による視線計測を用いて、非言語的

図1-1　サリー・アン課題

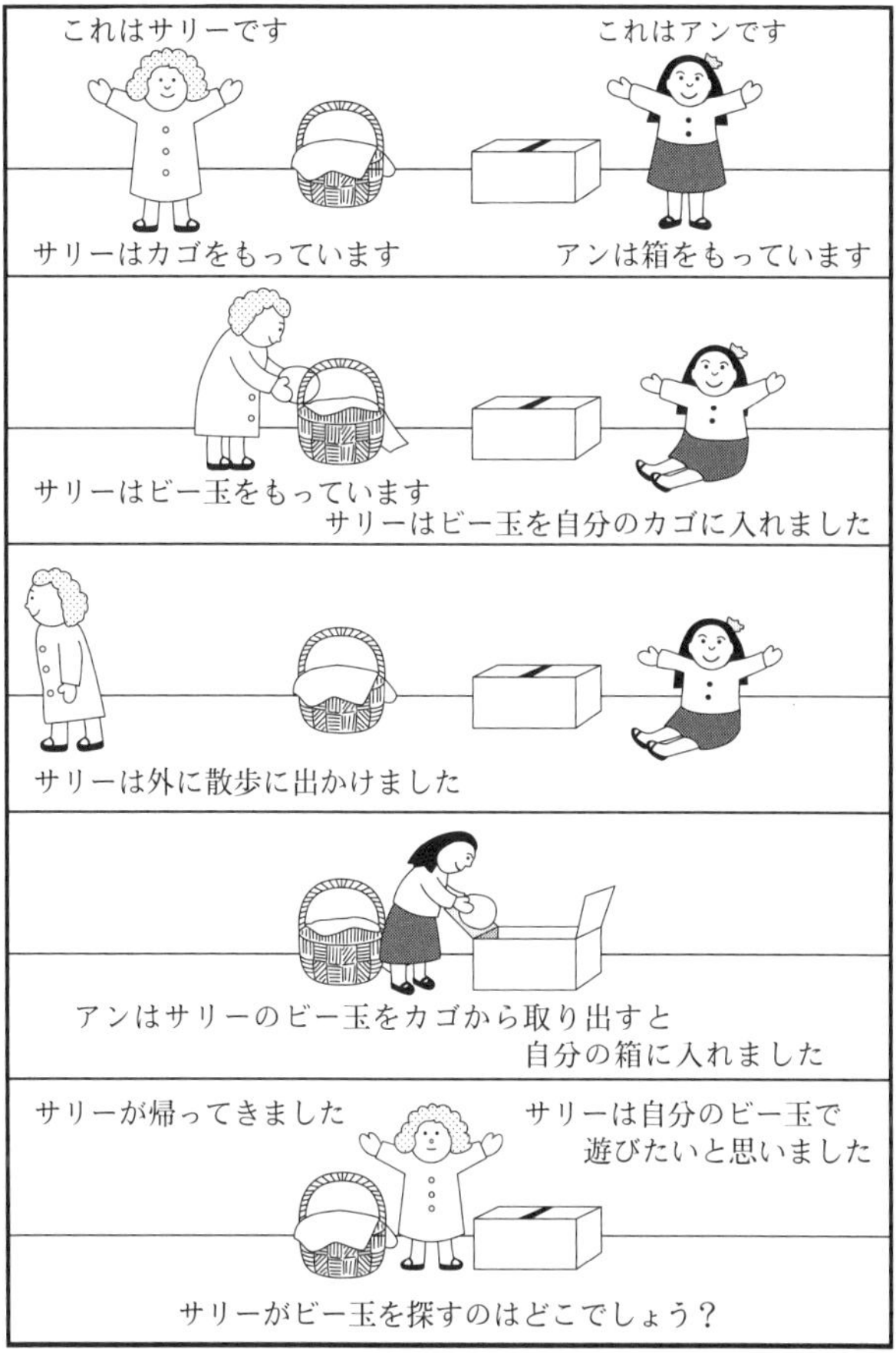
これはサリーです
これはアンです
サリーはカゴをもっています
アンは箱をもっています
サリーはビー玉をもっています
サリーはビー玉を自分のカゴに入れました
サリーは外に散歩に出かけました
アンはサリーのビー玉をカゴから取り出すと
自分の箱に入れました
サリーが帰ってきました
サリーは自分のビー玉で
遊びたいと思いました
サリーがビー玉を探すのはどこでしょう？

図1-2　アイトラッカーによる視線計測

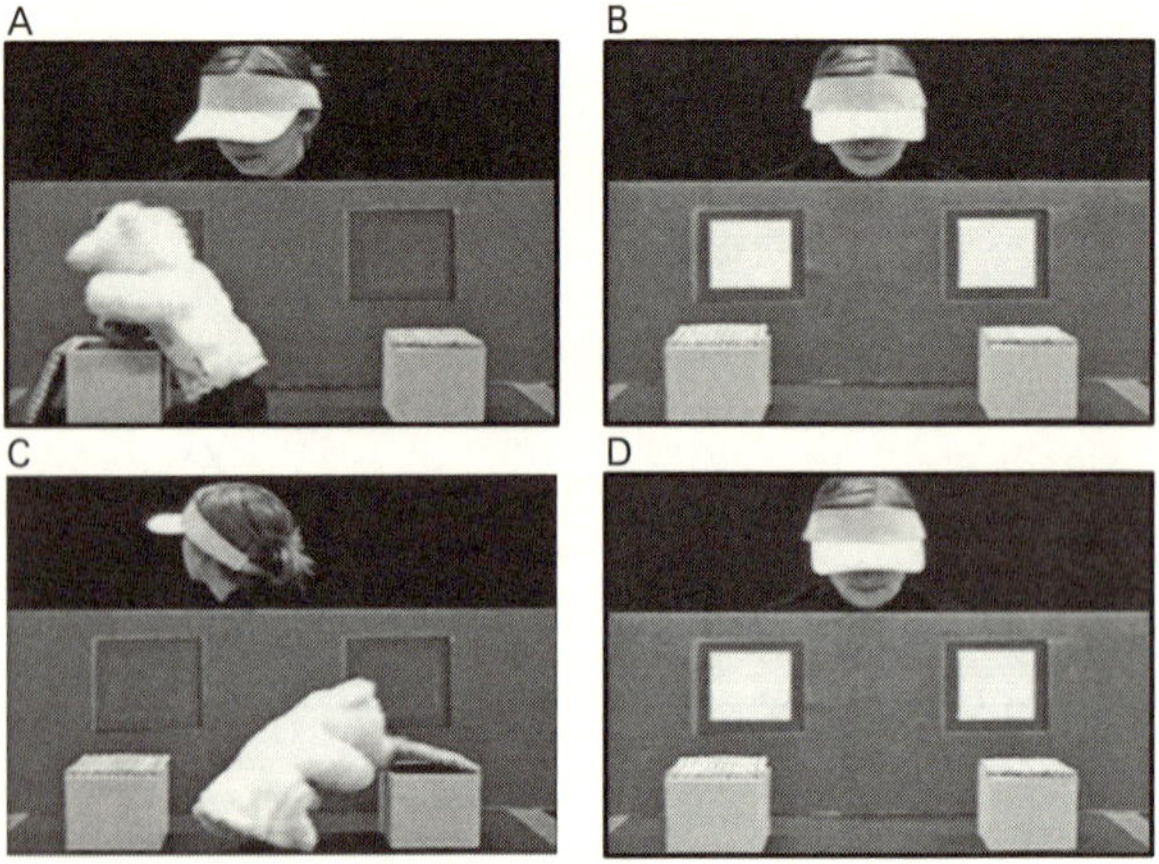

な手段で心の理論を検証する研究が行われている。われわれもASD患者を対象として、以下のような動画を提示し、対象者の視線計測を行った。この検査手法は、千住淳らの先行研究と類似した内容となっている。動画においては、次のように画面が進行する。

A　人形がボールを左側の箱に入れる。

B　両方の窓が光る。

C　役者がよそ見をしている間に、人形がボールを右の箱に移し、さらに移した先の箱からボールを取り除いてしまう。

D　役者がよそ見を止めて前を向くと、両方の窓が光る。

このDの状態になってから約4秒間の視

線を計測した。

心の理論に障害があるとすれば、本来注視されるべき側（左の箱）への係留時間が減り、もう一方の側（右の箱）への係留時間が増える事が予想される。我々の研究の結果では、健常者においては左右の係留時間に有意な差はみられなかったのに対して、ＡＳＤ群においては、右側への係留時間が有意に長く、このことは知的障害のない成人のＡＳＤにおいても、心の理論の障害がみられる可能性を示している。

自閉症の発見

古い精神医学の教科書を参照すると、発達障害に該当する疾患の扱いはごくわずかである上に、診断名もまちまちである。一般に、自閉症に属する疾患については、レオ・カナーとハンス・アスペルガーが発見したと記載されていることが多い。

けれどもカナーらの記述より以前に、自閉症と考えられるケースが、伝説や物語の中にみることができる。英国の心理学者ウタ・フリスは、『聖フランチェスコの小さな花』という伝説集に記載されている使徒ジネプロをＡＳＤの例にあげている。ジネプロは、13世紀におけるキリスト教の聖人、聖フランチェスコの弟子であった。あるとき巡礼中にローマ市民が一同を迎えにきた。けれどもジネプロは、シーソーに心をひかれてしまい、市民たちを無視してずっとシーソーを続けていたという。

ある時ジネプロは、一どきに2週間分の食事を作ってしまった。ジネプロは修道院長から叱責を受けたが、彼は後悔する素振りもみせずに、怒っている修道院長の声がしゃがれてきたのを心配し、熱いオートミール粥を手に入れて差し出した。

1919年には、米国の心理学者ライトナー・ウィトマーが、今日の自閉症の特徴を備えた2歳7か月の男児に関する論文を報告している。

古典的な自閉症の症例がドイツ系米国人の児童精神科医レオ・カナーによって発表されたのは、1943年のことである。これが、今日に至る自閉症研究の出発点となっている。カナーはこの論文において、ジョンズ・ホプキンス大学の児童精神科に受診した11例について報告した。

自閉症に関するカナーの考え方は、現在の概念とはいくつかの面で異なるものだった。カナーは今日の自閉症にあたる症例を、「早期幼児自閉症」と命名している。カナーは、「自閉症は統合失調症が早期に発症したもの」と見なし、家庭の養育環境などが発症の原因であるとした。このような「養育原因説」は最終的には否定されたが、その後も長期にわたって引き継がれることとなった。

カナーは自閉症の症状として、次のような特徴をあげているが、これらは今日の診断基準と共通するものが多い。

・他人との感情的な接触の欠如
・自分で決めた事柄を同一に保とうとする欲求や反復的なこだわり
・言語の障害
・知的な遅れ
・物の操作にとりつかれること
・高いレベルの視空間スキル、機械的記憶
・魅力的で知的な風貌

ハンス・アスペルガーの報告

カナーが自閉症について報告した翌年、ウィーンの小児科医であるハンス・アスペルガーは、カナーの定義とは異なる一群を報告した。これらはカナーの定義による自閉症とは異なり知的な遅れはないが、社会性の障害、奇異な行動様式、不器用さ、優れた記憶力等を持つことなどを特徴としていた。

アスペルガーが記載した症状は、他人への不適切な近づき方、鉄道の時刻表など特定の事物への限定した興味、一本調子の話し方、やりとりにならない会話、運動の拙劣さ、特定の教科の学習が困難であること、常識に欠けること、などである。

アスペルガーはこの一群を「自閉性精神病質」と呼んだが、これが今日のアスペルガー症候群（アスペルガー障害）という概念の出発点となった。ここで用いられている「精神病質」という用語は、性格の極端な偏りを示すものである。しかしこのアスペルガーの概念は、長く忘れられたままであった。

アスペルガーは、自らが定義した「自閉性精神病質」について、次のように述べている。

「この子どもたちは、一様に、思考と体験に特別な独創性が認められます。ですから、大人たちのすることを殆んど無視し、殆ど学習せず、自分自身ですべてを作りだします」

「悪い行為を楽しみながら、まさに挑発的に、自分の悪い行為について報告します」

「両親や同胞や友人に対する暖かさや、責任感・愛情に満ちた態度が見られない時でも、極めて極端な、強迫的な、フェティシズム（異性物品愛好癖）のような、物品への愛着を示したり、動物に対して献身的な愛情を示します」

ＡＳＤの登場

　アスペルガー症候群の概念を復権させたのは、イギリスの精神科医ローナ・ウィングである。１９７０年代後半から80年代前半において、ウィングは「自閉症スペクトラム障害（ＡＳＤ）」という概念を提唱するとともに、アスペルガーの研究を再評価して、アスペルガー症候群を自閉症の軽症型とみなし、ＡＳＤに含まれるものと主張した。

　ウィングはこのＡＳＤという概念において、精神遅滞や言語発達の遅れがない、社会性の障害のみが中心の患者群をＡＳＤの範疇に取り入れた。これにより発達障害の概念、診断の幅が大きく広がり、発達障害への注目度が大きくなった。しかしまた同時にこれは、ＡＳＤの過剰診断へ導くものでもあった。

　ウィングは、ＡＳＤについて、３つの主要な症状があると主張している。彼女は、「社会的相互交渉の障害」（他人と双方向のやり取りができない）、「コミュニケーションの障害」（言語的、非言語的手段で意思が伝えられない）、「想像力の障害」（人形などを用いた想像的な遊びができない）を、基本的な障害であると論じており、この3組の障害によって、反復的、常同的な行動パターンが出現するとしている。だが、この仮説は必ずしも全面的には受け入れられてはいない。

ＡＳＤの症状

表1-1に、ＤＳＭ-5のひとつ前の「ＤＳＭ-Ⅳ」におけるアスペルガー障害（症候群）の診断基準を示した（最新版の診断基準であるＤＳＭ-5においては、アスペルガー症候群という名称は使用されなくなり、ＡＳＤに統一された）。

この基準からわかるように、アスペルガー症候群と診断するには、Ａ項目の対人的な相互関係の障害に加え、Ｂ項目の常同的・反復的な行動パターンを認めることが必須である。だが実際には、Ｂ項目について十分に検討していないケースが多く、それが誤診につながっている。

表1-2には、ＤＳＭ-5におけるＡＳＤの診断基準の要点を示した。これまでの自閉症（自閉性障害）とアスペルガー障害などの関連疾患を包括した概念が、ＡＳＤである。

ＡＳＤは生まれながらの疾患で、幼児期から症状が明らかとなることが多い。出現頻度は１０００人に５人程度で男子に多いが、最近の研究ではさらに高率に１％弱の出現頻度があるという報告もみられる。自閉症には知的障害を伴う例も見られるが、ＡＳＤ全般で

表1-1　アスペルガー障害の診断基準（DSM-IV）

A．以下のうち少なくとも2つにより示される対人的相互反応の質的な障害

(1) 目と目で見つめ合う、顔の表情、体の姿勢、身振りなど、対人的相互反応を調節する多彩な非言語的行動の使用の著明な障害

(2) 発達の水準に相応した仲間関係を作ることの失敗

(3) 楽しみ、興味、達成感を他人と分かち合うことを自発的に求めることの欠如（例：他の人達に興味のある物を見せる、持って来る、指差すなどをしない）

(4) 対人的または情緒的相互性の欠如

B．行動、興味および活動の、限定的、反復的、常同的な様式で、以下の少なくとも1つによって明らかになる

(1) その強度または対象において異常なほど、常同的で限定された型の1つまたはそれ以上の興味だけに熱中すること

(2) 特定の、機能的でない習慣や儀式にかたくなにこだわるのが明らかである

(3) 常同的で反復的な衒奇的運動（例：手や指をぱたぱたさせたり、ねじ曲げる、または複雑な全身の動き）

(4) 物体の一部に持続的に熱中する

C．その障害は社会的、職業的、または他の重要な領域における機能の臨床的に著しい障害を引き起こしている

D．臨床的に著しい言語の遅れがない（例：2歳までに単語を用い、3歳までにコミュニケーション的な句を用いる）

E．認知の発達、年齢に相応した自己管理能力、（対人関係以外の）適応行動、および小児期における環境への好奇心について臨床的に明らかな遅れがない

F．他の特定の広汎性発達障害または統合失調症の基準を満たさない

表 1-2　ASD の診断基準（DSM-5）

以下の A、B、C、D を満たしていること

A．社会的コミュニケーションおよび相互関係における持続的障害（以下の 3 点で示される）

1　社会的・情緒的な相互関係の障害
2　他者との交流に用いられる非言語的コミュニケーションの障害
3　年齢相応の対人関係性の発達や維持の障害

B．限定された反復する様式の行動、興味、活動（以下の 2 点以上の特徴で示される）

1　常同的で反復的な運動動作や物体の使用、あるいは話し方
2　同一性へのこだわり、日常動作への融通の効かない執着、言語・非言語上の儀式的な行動パターン
3　集中度・焦点づけが異常に強くて限定的であり、固定された興味がある
4　感覚入力に対する敏感性あるいは鈍感性、あるいは感覚に関する普通以上の関心

C．症状は発達早期の段階で必ず出現するが、後になって明らかになるものもある

D．症状は社会や職業その他の重要な機能に重大な障害を引き起こしている

は正常以上の知的能力を示す高機能のケースも存在している。

ＡＳＤは成人になっても小児期と同様の症状（障害）は持続する。最近の双生児研究では、一卵性双生児の一致率が88％、二卵性双生児の一致率が31％と報告されており、遺伝的要因が大きいことは明らかである。

他者への関心が薄い

ＡＳＤの症状として特徴的なものが対人関係の障害であり、「自閉」「引きこもり」の症状を示すこともみられる。しかし、これは統合失調症や対人恐怖症などでみられる「自閉」とは様子が異なる。

他の疾患における「自閉」は、不安や恐怖感が原因であることが多い。だが、ＡＳＤの人は他者の存在に対する関心が薄いため、他者からの孤立を招くこととなる。ＡＳＤにおいては一見すると対人関係に積極的であるように見えることもあるが、関係は一方的で深いかかわりを築けていないケースもよくみられる。

ＡＳＤの当事者は、自分の思ったことや本当のことを言いたいという考えを押さえることができないことが多い。このため唐突な発言をしやすく、周囲に対する社会的な配慮が十分でないと感じられやすい。

このような状況や周囲の反応を本人は次第に認識するようになる。思春期以降、自分が普通でなく変わっていること、常識がないと見なされていることに気がついていき、なるべく他人から距離をとるようになるケースもある。

多くのＡＳＤの子供は、集団の中に入ることは可能である。彼らは集団の中にいながら他を無視して奇声をあげたり、一人で跳ねまわったりするが、他者の存在を気にかけようとせず、他者とつながろうとしない。他の子供と一緒に過ごしている場合もあるが、何かを共有したり順番にしたりすることはまれである。

ＡＳＤの第2の特徴として、言語や非言語を用いたコミュニケーションの障害がみられる例がある。重症例では、相手の言葉をオウム返しで言う「反響言語」などの言語の使用における質的な異常や、他人の手を使って意思を伝える（クレーン現象）などの特徴を示すこともある。言語発達については、遅れが見られる場合があるが、ある時点から急速に発達を示すことがある。

診断基準に記載されているように、ＡＳＤにおいては、特定の事柄に対するこだわりも起こりやすい。「外出の道順」「物の位置」などである。列車の時刻表、電話番号、スポー

図1-3　ASDと健常者の生活状況

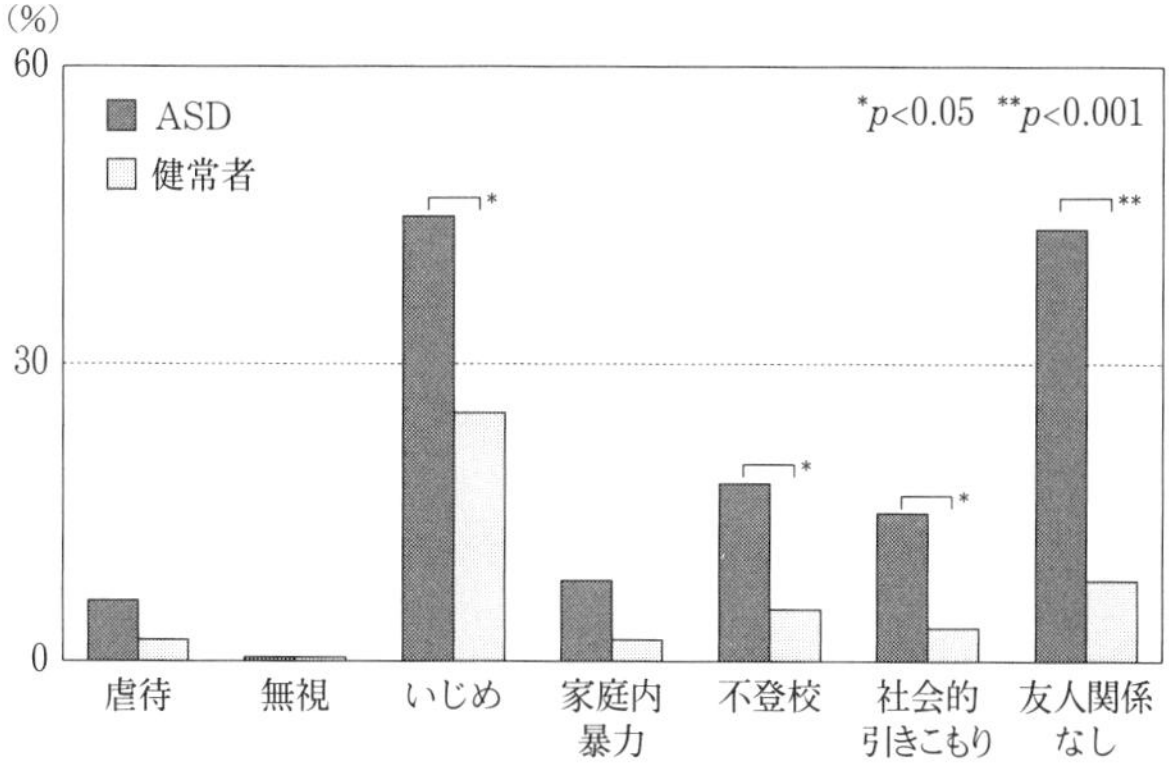

ツの試合の記録など、数字に固執する点は、「強迫神経症（強迫性障害）」に類似している。

彼らは興味を持った対象に過度に没頭しやすく、その没頭の仕方が幾分奇妙であることが多い。自分の興味の対象を細かく記憶したり、書き上げたりすることに熱中することもある。このような自分の興味を周囲の人に押し付けてうんざりさせることも起きやすい。

社会性に障害を持つＡＳＤの患者では、標準以上の知的能力を持っていたとしても、対人関係が苦手で、学校や職場などの集団生活において様々な問題を生じさせる。教室では、興味のない授業にはまったく参加しなかったりする。集団から孤立しやすく、学校ではいじめの標的になることが多い。

図1–3には、昭和大学烏山病院の専門外来に受診したASD患者302例について、生活状況を調査し健常者と比較した結果を示した。いじめの被害、不登校、引きこもりなどが高率でみられている。

彼らの特徴として、相手の表情やしぐさなどの非言語的なメッセージを感じとれないことがしばしばある。このため、他人の気持ちを十分に理解できないこと、あるいは考えようとしないことがみられるが、成長の中で場数を踏んでいくうちに、どのように振る舞えばいいのか学習していくケースも多い。

友達の輪に入れない

ASDのイメージをより明確にするために、もう一例ASDの男性を紹介したい。

23歳のKさんは、人付き合いが苦手で、「友達の輪に入れない」「何をやってもうまくいかない」と専門外来を受診した。

発育に関しては、言葉の遅れがみられた。特定の言葉を繰り返す癖もあった。幼児期より、好きなおもちゃやぬいぐるみに対するこだわりが強かった。身体が弱くてよく熱を出し、また初めての場所にいくと不安定となり泣き叫ぶことがあった。

幼稚園に入っても神経質なところは変わらず、些細なきっかけで怖がったり泣きわめいたりすることがよくみられた。初めての場所が苦手なことが多く、暗がりを怖がり、また音に対する過敏さを示した。幼稚園の運動会で急に泣き出したこともあった。

小学校に入学後、友達はなかなかできなかった。いじめに遭うこともあった。「回れ右」など教師の指示を理解できずに号泣するなど、周囲とのコミュニケーションがうまくとれないことが頻繁にみられた。

パニックになりやすい傾向は続いており、同級生の何気ない一言で泣き出してしまうこともあった。また、勉強についていけないときにも、パニックになったり泣き出したりしてしまうことも起きた。

中学生になっても、言葉を字義通りに解釈する傾向は続いた。「道草を食わないように」と指示を受けたとき、「道に生えている草を食べたりはしない」と言ったり、テストで「適当なものに○をつけなさい」という問に対して、いい加減に○をつけて提出をしたこともあった。

高校生になると自ら水泳部に入りよく練習に取り組んでいたが、唯一親しくしていた同級生が退学してから、学校の中で孤立するようになった。両親の前で「学校に行きたくない」と泣きわめくこともあったが、無事に卒業し推薦で大学に進学することができた。

大学に入学してからも、なかなか友人ができなかった。授業にはまじめに出席していたが、試験前に勉強が進まずにパニックになることが何度かあった。専門科目が増えるにつれて次第についていくことが難しくなり、唐突に「大学をやめて酪農をして働きたい」と主張するようになった。

両親は、「大学から逃避するようにして始めてもうまくいかない」「生半可な気持ちではできるものではない」と説得したが本人は聞き入れず、大学を中退して自ら見つけてきた牧場に就職をした。けれども仲間にも仕事にも適応できず、3か月あまりで自宅に戻った。

Kさんは成人してからも、特定のことがらについて強いこだわりを持っていた。特にスポーツに関するデータが好きで、順位付けや一覧表を作成していた。真面目で正義感が強く、規則を守ることに熱心で、その点で他人に厳しかった。音や匂いに対する過敏さは今も続いている。

仕事を辞めてからは、自宅にひきこもり、パソコンをしているか横になっていた。本人は社会復帰への意欲はあり、筆者の勤務先のデイケアに通院を開始した。半年あまりデイケアを利用し、その後自ら就労移行支援事業所を見つけて通い始めた。

デイケアでは親しい友人はできなかったが、必要な役割はきちんとこなし、周囲からは認められていた。現在は障害者雇用率制度を用いてIT関連の企業に就職し、間もなく半年になるが、安定した状態で仕事に通っている。

性別違和を示したASDの女性

本章の最後に、性別違和を示したASDの症例を呈示したい。これまで十分に検討されていないが、成人期の発達障害において、性同一性障害（gender identity disorder：GID）などの性別違和を示すケースはまれではない。

紹介するのは、生物学的には女性であり、FtM（Female-to-Male）のケースである。幼少期より他者との視線の合わなさを示し、対人関係が苦手だった。偏食、癇癪《かんしゃく》がみられ、通学路を1本違えるだけで不安が強くなるなど、常同的な行動様式があった。

彼女は16歳から不登校となる。不安が強く過呼吸発作が出現し、リストカットなどの自傷行為を繰り返すようになったため、近くの精神科を受診した。「他人に聞こえないような音が自分には聞こえる」「他人が自分の悪口を言っているような気がする」「自分の顔が嫌いで整形したい」などと訴えて、通院を継続していた。

20歳の頃、「大学進学を前に、正確な診断をつけてほしい」という母親の希望で、発達障害の専門外来を受診した。病院ではASDと診断され外来通院を続けていた。

大学卒業後、就労を試みたが失敗。それをきっかけとして抑うつ状態となった。「小動物が見える」という幻視、「怒鳴り声や女子高生の笑い声」「ニートでブスは整形しろ。死ね」などの幻聴が出現するとともに、リストカットが頻繁となり、入院となった。

彼女本人の一人称は「僕」で、慣用的な言い方や、比喩はわからないという。自傷行為は「やると落ち着き、頭がすっきりする」と言い、「青臭いレーゾン・デートルとは違う」と主張した。解剖書を参考にして後始末を自分で行い「自分の脂肪を食べてみた」と深刻味なく話す。さらに、「自分の性別に違和感があるので相談したい」という訴えがみられたため、主治医から自分史を書くように促した。

彼女の自分史の内容はこうだ。3歳。女性特有のシンボルとされるピンク、リボン、フリル、タイツ等を嫌がり始める。

5歳。スカートを滅多に履かなくなる。長髪を嫌い、髪型はショートヘアからボブへ、服装はシンプルなTシャツ・半ズボンが定着した。おままごとや人形遊びに興味がなく、男子とチャンバラごっこや戦隊ごっこをしたり、ひとりで図鑑を読みふけったりしていた。

女子がお遊戯の腰を横に振る動作に嫌悪感を示した。

６歳。「私」という一人称に違和感を持つようになった。男子の「僕」「俺」という一人称が、なぜ「私」と異なるのかよく考えていた。誰にも相談できず、魔女っ子キャラクターに扮することで「私」を正当化し、虚無感が出現した。

友達は男子が多かった。女子は結託が強すぎて気持ちが悪いと思っていた。ゲームの女主人公が「僕」を使っていることを知り、自分もそれを用いると決意する。「可愛い」という語句が苦手で、「カッコイイ」と言われたかった。

小学６年生のとき、いじめに遭った。「男とばかりつるんで気持ち悪い。男たらし」と言われたために、男子と遊ぶことを避けがちになる。女子に対して懐疑や嫌悪感を催し、自分が「女子」であることが嫌になる。初潮の際、経血を見たときはわんわん泣き喚いた。

中学入学。制服で無抵抗に「スカートの奴隷」となり虚無感が募る。ただ規則を破ってまでズボンを履こうとは思わなかった。化粧、ピアス等が苦手で女子と行動するのが辛くなる。常にオーバーパンツを履いていないと落ち着かず、私服はＴシャツにズボンだった。

女らしさがさらに嫌になり、髪はベリーショート、わざとダサいメガネをかけていた。ストレスで円形脱毛症にもなった。ジャージをスカートの下に履いて登校したが注意され、虚無感が悪化した。

高校入学。ストッキングは女性性を感じて履けなかった。交際相手ができたが、性的な違和感は常に付きまとっていた。母になること、子を産むことをはっきり嫌だと感じる。日記を見られていたので、一人称を「アタシ」とした。

高校を卒業後、浪人している時に交際相手と別れて「僕」を取り戻し、服装もユニセックスになった。

20歳。大学に入学し、日記で「僕」を用いるようになった。とても嬉しかったし、カセがはずれた気がした。その後、男性から告白されるたび、「女性性への違和感・嫌悪」に加えて「恋愛への嫌気」が募った。

22歳。当時の交際相手から半ば強引に性行為に持ち込まれたが、不快感しか残らずに交際はすぐに途切れた。中性的で棒のような体型に憧れた。日常生活でも「僕」を使うようになった。

26歳。元の交際相手が結婚し子供がいることを知り、強烈な嫌悪感を抱いた。「自分も子を産まされていたのかと思うと悔しくて惨めで死にたくなる」「襲われた時に相手が驚くようにペニスがほしい」と思った。

現在の彼女は男物の服装で、胸を晒しでつぶし、髪と眉を剃りあげ、鼻や耳に複数の嵌めピアスや指輪をつけている。「これが僕なの、僕の自由な姿で本当に楽」という。ただし、生物学上の自分の性は理解している。月経も女性ホルモンも嫌いだが、目を背けられないものとして受け入れている。

第2章　ＡＤＨＤ（注意欠如多動性障害）

軽視されてきた疾患

ＡＤＨＤ（attention deficit and hyperactivity disorder）は、ある意味、不幸な疾患である。「不幸」という言葉が適切でないならば、長く見逃されてきた、あるいは誤解されてきた病気である。

これまで述べてきたように、ＡＤＨＤはＡＳＤと並ぶ主要な発達障害である。しかもＡＳＤと比べてＡＤＨＤの有病率は高い。小児期においては総人口の5％～10％程度に及ぶという報告もみられる。この数字はＡＳＤの10倍以上である。

ＡＤＨＤ特有の「不注意、集中力の障害」は成人期になっても持続し、特に就労してからは、ケアレスミスの頻発、仕事上のパフォーマンスの低下といった否定的な要因と関連してくるケースが多い。多くのＡＤＨＤの当事者は、実際、就労してから自らの不適応を自覚し、病院を受診する。

しかしながら、これまでの医学界においては、ＡＤＨＤが臨床上で重要な疾患として取り上げられることはまれだった。基礎的研究の対象として取り上げられることも少なかった。高い有病率にもかかわらずＡＤＨＤが注目されなかった原因としては、次の２つの点が考えられる。

第１に、ＡＤＨＤの病因に関する誤解があげられる。詳細は後述するが、20世紀初頭より、ＡＤＨＤは軽度の脳損傷の結果生じる「シンプルな」疾患であると見なされてきた。このため、原因は明らかで、「単純」な「面白みのない」ものであると考えられ、時間をかけて研究を進める対象とは扱われなかった。

第2に、かつてＡＤＨＤは子供の病気と見なされてきたという歴史がある。小児期のＡＤＨＤについては、成人すれば症状の大部分は改善するものと考えられてきたため、成人の患者についてはなかなか目が向けられなかった。

前者について言うと、かつてＡＤＨＤは「微細脳機能障害（ＭＢＤ）」と呼ばれていた。ＭＢＤとは、出産時における脳へのダメージや小児期の脳炎などの後遺症によってＡＤＨＤ症状に相当する臨床症状が出現するものと想定されていた。

後者に関しては、「ADHDは子供の病気」とする考え方は誤りであり、成人になっても治癒するわけではない。ただし小児期における「多動・衝動性」については、思春期以降、患者本人が自ら抑制することにより、一見すると改善しているように見えることが多い(もっとも、内面における「多動・衝動性」は持続している場合が多い)。

ADHDの症状は、一見するとシンプルである。表2の診断基準では主な症状として「不注意」「多動・衝動性」があげられているが、いずれも直観的に理解しやすい。逆にいえば、このわかりやすさのため、却って研究者の興味をひかなかった面もある。

一方、自閉症を中心としたASDは、多くの研究者の注目を集めてきた。自閉症児における外見と行動面のアンバランスと不可解さは、医学者のみならず、教育学、心理学などの専門家の疑問をかき立てたのである。

自閉症児は利発な顔立ちをしていることが多いが、それにもかかわらず言語の発達に遅れがみられ、衝動行為などを繰り返すことも多い。初期の頃は、彼らは本来「高い」知能を持っているにもかかわらず、養育環境の問題によって重い機能障害がもたらされた、と解釈されていた。つまり、「このような賢い子供が言葉を発することもできないのは、過酷な養育環境や厳しいしつけの問題があったからに違いない」と長く信じられてきたので

表2　ADHDの診断基準（DSM-5）

A1. 以下の不注意症状が6つ（17歳以上では5つ）以上あり、6か月以上にわたって持続している。

a　細やかな注意ができず、ケアレスミスをしやすい。b　注意を持続することが困難。c　上の空や注意散漫で、話をきちんと聞けないように見える。d　指示に従えず、宿題などの課題が果たせない。e　課題や活動を整理することができない。f　精神的努力の持続が必要な課題を嫌う。g　課題や活動に必要なものを忘れがちである。h　外部からの刺激で注意散漫となりやすい。i　日々の活動を忘れがちである。

A2. 以下の多動性／衝動性の症状が6つ（17歳以上では5つ）以上あり、6か月以上にわたって持続している。

a　着席中に、手足をもじもじしたり、そわそわした動きをする。b　着席が期待されている場面で離席する。c　不適切な状況で走り回ったりよじ登ったりする。d　静かに遊んだり余暇を過ごすことができない。e　衝動に駆られて突き動かされるような感じがして、じっとしていることができない。f　しゃべりすぎる。g　質問が終わる前にうっかり答え始める。h　順番待ちが苦手である。i　他の人の邪魔をしたり、割り込んだりする。

B. 不注意または多動性／衝動性の症状のうちいくつかが、12歳になる前から存在していた。

C. 不注意または多動性／衝動性の症状のうちいくつかが、2つ以上の状況（例：家庭、学校、職場、友人や親戚といると、その他の活動中）において存在する。

D. これらの症状が、社会的、学業的、または職業的機能を損なわせている、またはその質を低下させているという明確な証拠がある。

E. その症状は、統合失調症、または他の精神病性障害の経過中にのみ起こるものではなく、他の精神疾患ではうまく説明されない。

ある。そのため、自閉症児の親が不当なバッシングを受けた例も多かった。

今日、このような自閉症やASDに関する「環境原因説」は否定されている。だが、自閉症が何か「深遠」な障害を持つ疾患であるという確信は、いまだに多くの医学者や教育関係者が持っているようである。

ややASDに脱線したが、ADHDについては1980年代頃、「微細脳機能障害仮説」が誤りであることが明らかとなってきた。これにかわって、ノルアドレナリンなど脳内神経伝達物質の機能障害がADHDの病因だとする仮説が提唱されているが、検証はまだこれからである。さらに最近になり、異なる疾患と考えられていたADHDとASDが、数多い共通点を持っていることが認識されるようになった。ADHDに対する考え方は大きな変更を迫られている。

ADHDの歴史

ADHDに相当する症例としては、1775年にドイツの医師であるメルヒオール・アダム・ヴァイカルド博士が、不注意症状が優勢なケースを報告している。さらに1798年にはスコットランドの内科医アレクサンダー・クライトンが類似のケースを発表した。

ＡＤＨＤが医学的に注目を集めるようになったのは１９０２年、ロンドン・キングスカレッジ病院のジョージ・スティル医師の症例報告に始まる。脳炎や脳腫瘍の罹患歴があり、非行や虐待行為、爆発的な怒りなどの衝動行為を伴うとともに、道徳意識や環境への適切な認知を欠く症例の報告をスティルは行った。これが後に「スティル病」と命名された。

このスティル病の説明に示されているように、ＡＤＨＤは脳の器質的な変化がベースに存在するという見方が、その後の基本的な考え方として定着した。１９００年代前半において、エコモノ脳炎の大流行の後、その後遺症として多動、衝動的で抑制欠如を示す一群がみられたことは、このような考え方を支持する証拠とされた。

１９４０年代からは、スティル病や脳炎後行動障害という病名に代わって、ＭＢＤ（微細脳機能障害、微細脳損傷）という病名が使用されるようになった。ＭＢＤとは、周産期などの軽度の脳障害などによって、微細な神経学的な異常（神経学的ソフトサイン）がみられ、行動異常や知覚、認知、言語などに軽度の障害を示す疾患であり、不器用で、運動機能に劣り、落ち着きがなく、不注意、衝動性を示すものと定義された。症状面では、今日のＡＤＨＤにほぼ一致しているが、従来の学習障害（learning disability：ＬＤ）も含まれている。

その後、前述したように、この病名は１９８０年代まで使用されることになる。多動、衝動性を示す児童には何らかの脳の器質的な障害が基盤としてあると想定され、このような病名がつけられたのであった。

ところが近年の医療技術の進展により、脳のＣＴやＭＲＩを用いた研究がさかんに行われるようになった。その結果、明らかになったことは、ＭＢＤのほとんどは脳器質的な異常を示さないということであった。もちろん一部のケースでは脳の障害が原因でＡＤＨＤ様症状を示す場合もみられるが、それは一般的なものではなかった。

これによって、ＡＤＨＤの脳障害仮説は否定され、ＭＢＤという診断名も精神医学の教科書から姿を消した。その後、臨床症状の特徴からＡＤＨＤという名称が登場したのであり、原因として脳内の神経伝達物質の機能障害が提唱されている。

これまで、ドパミン、ノルアドレナリン、セロトニンなどの神経伝達物質の異常は多くの精神疾患の病因「仮説」として提唱されてきた。たとえば、統合失調症（精神分裂病）はドパミン系の機能亢進、うつ病はセロトニン系とノルアドレナリン系の機能低下がみられると主張されてきた。だが、これらの仮説は、どれもいまだに実証されていない。

ＡＤＨＤにおいては、ノルアドレナリン系などの機能低下がみられるという仮説が提唱されている。実際、現在のADHDの治療薬は脳内のノルアドレナリン系を賦活させる作用を持っている。けれどもこの仮説についても、今後の検証が必要である。

多動、衝動性、不注意

ADHDは生まれながらのものであり、その症状は3～4歳から顕在化することが多い。ADHDの乳幼児は敏感で、環境の変化によって混乱しやすい。学童期においては、些細なことでも惑わされたり混乱しやすい傾向がある。感情的に不安定となりやすく、怒りを爆発させるといった衝動性がみられる。さらに大切なものを落としたり、忘れ物をしたりすることが頻繁である。

しかし総じてみると、多くのADHDの人は、児童期から学生時代までは重大なトラブルを生じずに経過している。多少の症状がみられても、それを周囲の配慮や本人の能力や努力でカバー可能な場合が多いからである。

もっとも、ある程度の不適応は生じやすい。生活のリズムが不規則になりがちなADHDの人は、思春期になると親の管理が及ばなくなることもあり、学校へ遅刻することを繰り返し、休みがちになるケースもみられる。

このようなケースでは、学校側の態度が厳格である場合、そのまま不登校から退学になることも起きる。しかし彼らの多くは、そういう場合でもそのまま引きこもりにならずに挽回が可能である。筆者が外来で診療した中でも、高校を退学してから大学受験の資格を取り、難関大学に進学したケースを少なからず経験している。

また一部のＡＤＨＤの人では、中学生頃から対人関係が悪化してくることがある。一般にＡＤＨＤの人は人あたりがよく、集団への仲間入りはスムーズなことが多い。ところが対人関係において一方的な発言を続けたり、あるいは細かいミスを重ねたりしているうちに周囲との関係を悪化させ、本人も自信を失うという事態に至ることもままある。

いずれにせよ学生時代が終わり就職すると、本人を取り巻く事情は一変する。ストレスは、それまでとは比べ物にならない。会社によっては、新入社員であっても、かなりのノルマを課せられる。学生時代までのように、やるべきことを先送りにしたり、周囲の人に頼ったりすることは許されない。

仕事の中で、ＡＤＨＤの人は同じ間違いを、2度、3度と繰り返すことが多い。また上司などからの指示をきちんと聞けていないことがよく起こる。本人は真剣に聞いているつもりでも、重要な点が頭に入っていないことも多く、周囲からは真面目に仕事に取り組んでいないとみられやすい。

また、彼らはマルチタスク的な状況が苦手である。多くの事務作業においては、同時並行でいくつかの処理をしなければならないことが多い。また自分の仕事をしていても、電話で連絡が入ったり、上司から別の仕事を命じられたりすることもよくある。ＡＤＨＤの人はこのような状況をうまく処理できず、混乱してパニック状態となり、目の前の業務も新しい指示もこなせなくなりやすい。

社会人のＡＤＨＤでは、本人の能力と仕事におけるパフォーマンスが、アンバランスに見えることが多い。多くのＡＤＨＤの人は正常以上の知能を持っているにもかかわらず、ＡＤＨＤ症状によって十分に力を発揮できない。職場への不適応が続いた結果、上司からの指示や本人自らの判断で精神科の専門外来を受診することがよくみられる。

ＡＤＨＤの症状

ＡＤＨＤの経過は多様である。思春期以降も多動と不注意の症状が続くことはあるが、一般に外面上の多動は比較的早期に軽快することが多い。その場合でも衝動性は持続してみられ、周囲への攻撃的な言動など何らかの問題行動を起こすこともある。

ＡＤＨＤは小児期では多動によって気がつかれることが多い。だが、多動がみられず不注意症状が優勢なタイプで、しかも知的能力が正常以上のケースでは、「疾患」「障害」とはなかなか認知されないことも多い。

かつてはＡＤＨＤの大部分の経過は良好で、さまざまな症状は成人になるまでに自然に改善していくものとみなされていた。しかし最近の報告では、小児期にみられたＡＤＨＤはかなりの割合で成人後においても症状が持続すること、うつ病、躁うつ病（双極性障害）など他の精神疾患が合併するケースが多いことが明らかになっている。

成人期に精神科を受診するＡＤＨＤの多くは、過去をさかのぼってみても、小児期に際立った不適応は示さず、大部分が児童相談所などの相談機関や医療機関への受診に至っていない。従って、そのような軽症例も含めて調査を行えば、ＡＤＨＤの予後は比較的良好であると考えられる。ＡＤＨＤの人は、十分な教育を受け知的能力が高いケースが多いことを考慮すると、いったん何らかの不適応を示したとしても、ＡＤＨＤ症状を患者本人が自覚することや投薬の効果によって、十分な改善を期待できる。

（1）不注意

ＡＤＨＤの「不注意」の症状としては、「注意集中ができない」「注意の持続に問題がある」「話しかけられても聞いていないように見える」「外部からの刺激により注意がそらされる」などがあげられる。

児童期以降になると、学校や家庭生活の中で不注意の症状が顕著になる。もっとも頻繁に認められるのは、忘れ物が目立つようになることである。学校への提出物や体操服、教材などを忘れたり、大事なものを落としたりなくしたりしやすい。あることに注意をしていても、次の瞬間に別の刺激が入ってくると、最初の事柄を忘れてしまうことが多い。さらに、無関係な音や目に入る物体に気をとられ、そちらに注意が向きやすい。

ＡＤＨＤの子供は家族と外出したときに、「迷子」になる例が多い。これは、気になるものがあるとその方向に行ってしまい、家族と一緒にいたことを失念してしまうためである。店の中で落ち着かずに、あちこち動き回っていることも多い。学習面ではケアレスミスもよくみられ、テストでは些細な誤りをしやすい。

ここで一言付け加えると、ＡＤＨＤの人は、注意力が常に散漫なわけではない。興味を感じる特定の対象に対しては、むしろ過剰な注意、集中力が向けられることもある。好きな事柄には、徹夜してでも取り組むケースも多い。

不注意にはいくつかの側面がある。ADHDにおいては、特定の事柄に注意を持続する「持続性」の障害がみられることに加えて、周囲のさまざまなことがらに注意を配分する「分配性」や必要に応じて注意の対象を切り替える「転換性」に問題があることが多い。彼らは、人が普通に行っている「周囲全体にそれとなく注意を向けること」や「いくつかの事柄にうまく注意を分散すること」が苦手なのである。

ADHDの人は成人になっても、忘れっぽさ、集中力不足、自らのスケジュールを管理するのが困難であることなどがよくみられる。その結果、一部のADHDの人は、対人的な交渉や接触でミスを繰り返し、対人場面を避けるようになりやすい。

前述したように、多くのADHD患者は本来は人なつこく、むしろ対人関係を得意とすることが多い。しかし思春期以降、次第に安定した対人関係を維持することが困難となるケースもみられる。

職場におけるADHDの問題の一つとして、すぐに取り組むべき仕事があるにもかかわらず、周辺に関心が向いてしまい、肝心の業務を忘れてしまうことがある。その一方で、興味が向かった対象には過剰なまでにのめり込み、かなりの成果をもたらすこともある。個人プレーに近い職種や業務においては、能力を発揮しやすい。たとえば、デザイナーやイラストレーターなどの仕事においては、すぐれた結果を示すことも多い。

また、同じ間違いを繰り返すことが多く、上司や同僚からたびたび叱責されやすい。本人はまじめに取り組んでいるつもりでも、周囲からみると、「手を抜いている」「仕事をバカにしている」などと見られ、職場での関係が悪化する原因となりやすい。

実際、不注意の症状のため、きちんと上司などの話が聞けていない例も多い。また衝動性のため、相手の話の途中で抑えられなくなり、話をかぶせることも起こりやすい。相手の話を最後まで聞かないことで、対人関係の悪化を招くこともある。

(2) 多動と衝動性

ADHDにおける児童期の「多動」としては、「手足をモジモジさせ、キョロキョロする」「授業中の席から離れる」「あちこち走り回る」「じっとしていられない」などの症状がみられる。症例によっては衝動性が強く、外部からの刺激に対して反応しやすく、すぐに怒り出したり、暴力的となったりするケースも存在している。

多動にはさまざまなレベルがあり、児童期においては静かに着席すべきときに、どこか落ち着かなく体の一部を動かしてしまう程度のものから、常にじっと座っていられないために歩き回り、クラスの問題児で学級崩壊の原因となる例までさまざまである。

多動は、「動作」のみに認められるわけではない。常に何かをしゃべっていなければ落ち着かなかったり、あるいは黙っていられずに一方的に話し続けたりという形もある。

成人になると、目に見える形での多動症状はおさまってくるのが一般的である。一方で、手足を落ち着きなく動かす傾向や、じっと座っていることが必要な状況では内的な緊張感や落ち着きのなさが高まることなどが認められる。ADHDの成人は、このような内面の「多動」を経験していることが多い。会議などで立て続けに質問を続ける人は、ADHDの症状を持っていることがある。

衝動性については、内的な衝動性と行動面における衝動性が存在する。内面の衝動性は素早い判断や決定をもたらすこともあるが、重要な事柄でも、思慮深くなく簡単に物事を決めてしまうというマイナスの傾向として現れることも多い。

行動面の衝動性については、爆発的な行動をとったり、イライラしやすいことが多い。比較的小さな引き金で、怒りを爆発させることがある。彼らは情緒不安定となりやすく、その気分や行動は変わりやすく予想しにくい。普段はおとなしいADHDの人が些細なやりとりから「キレて」、暴力的となるケースもみられている。自分の感情を抑えられなくなり、公共の場で妻と大声で口論を繰り返した男性のケースもある。

成人の女性例

ここで成人のADHDのケースを紹介したい。30代後半の既婚女性で、1児の母である。子供に多動傾向があると言われ、インターネットなどを調べているうちに自分にもADHDの症状があるのではないかと考え、精神科の外来を受診した。

思い返してみると、子供時代から忘れものが多く、不器用で落ち着きがなかった。学校では友達は多く、対人関係は良好であった。周囲から、「そわそわしている」「整列ができない」とよく指摘された。ものをなくすこともよくあった。

中高一貫校に進学した。成績はよく、適応は良好だった。彼女にとって規則が厳しくない学校だったことも幸いした。高校卒業後は私立の有名大学に入学、学生時代は楽しく過ごして、卒業後は証券会社に入社した。

仕事は単純な事務作業だったが、ケアレスミスが多かった。自分では普通にやっているつもりであったが、明らかに同僚より劣っていた。それでも会社には結婚するまで6年間在籍し、上司や同僚ともまずまずの関係だった。

主婦として生活すると、整理や片付けができなかった。使用した食器を溜めてしまい、いつもそのままになっていた。不注意さも持続し、忘れ物が多く、ものをなくすことも頻繁だった。友人との約束を守れないこともよくあった。

この女性は軽症のADHDと考えられる。小児期から不注意と多動の症状はあったが、症状は軽く、学校時代に不適応はみられなかった。成人以降は表面上の多動症状は消失したが、不注意の症状は継続し、仕事においても主婦としても生活上の困難が出現している。もっとも彼女の配偶者が寛容な人であり、不注意による行動をあまり問題としなかったことは幸いだった。彼女は自ら精神科を受診し、ADHD治療薬の投与を希望した。当初は投薬の効果ははっきりしなかったが、十分量を継続することで感情的に安定し、以前よりも落ち着いて行動することができるようになった。事務作業のパートを始めてからも、ケアレスミスはほとんどなかった。

このような軽症例については、病院での治療が必要なのか、意見が分かれるところであるが、最終的には本人の判断に任されるべきである。

総人口の10%以上、小児では男子のほうが有病率が高い

これまでのＡＤＨＤの出現頻度（有病率）に関する研究では、結果のばらつきが大きい。これは診断基準や調査対象の違いを反映していると考えられるが、特に成人における有病率については、十分なデータが存在していない。

小児における有病率の研究では、ＡＤＨＤは児童期において５〜10％程度であると報告しているものが多い。米国精神医学会の診断基準ＤＳＭ-５の解説においては、小児の５％にＡＤＨＤが認められると述べているが、これは控えめな数字である。性別では、男子のＡＤＨＤ発症率は女子に比べて高く、男女比は２対１〜９対１と報告されている。

成人におけるＡＤＨＤの頻度は、小児よりも低いという報告が多い。小児期のＡＤＨＤを追跡した研究においては、小児のＡＤＨＤの60〜80％程度が成人期のＡＤＨＤに移行するという報告が得られている。

ロナルド・ケスラーらによる２００６年の米国の大規模調査（National Comorbidity Survey Replication）は、18歳から44歳までの男女３１９９人に対して行われた。この調査では、成人の４・４％がＡＤＨＤであると推定している。彼らの研究ではＡＤＨＤは男性で多く、離婚率、失業率が高く、他の精神疾患の合併が高率であった。一方でＤＳＭ-５においては、成人のＡＤＨＤは総人口の２・５％と若干低い値が記されている。これに対してスティーブン・ファラーンらの研究では、狭い診断基準を用いると成人の2・9%がADHDと診断されるが、広い診断基準を使用すると16・4%がADHDと診断されると結論している。

以上をまとめると、確定的な結論は得られていないものの、ADHDは成人の約3~5%と考えるのが妥当であろう。この数字はADHDがうつ病やパニック障害と同様に、ごく一般的な精神疾患であることを意味している。さらに診断基準をみたさないまでもADHDの特性がみられるケースを含めると、総人口の10%以上に及ぶと考えられる。

有病率の男女差については、小児においては男性の比率が高いが、成人においては男女差は小さいという報告が多い。これは女性の場合はADHDの不注意優勢型が多いため、小児の頃は男性に比べて目だたないためと推測できる。つまり、実際の男女差は比較的小さいと考えられる。

ADHDの遺伝性は大きく、子供などの第1度親族は、ADHDの罹患率が高い。臨床の現場においても、この実感が大きい。また、ADHDの家族にはASDの出現頻度も高い傾向にあり、今後の検討すべきテーマとして重要である。

ＡＤＨＤの併存疾患

ＡＤＨＤには、さまざまな精神疾患が合併することが多い。こうした場合、ＡＤＨＤ自体は注目されず、あるいは見逃されて、併存する精神疾患への対応が中心となりやすい。

こうした併存疾患の多くは、２つの疾患がそれぞれ別個に発症しているケースは少なく、ＡＤＨＤがトリガーとなって二次的に生じているものが大部分である。ＡＤＨＤの患者が、「うつ状態」を主訴として、精神科や心療内科を受診することが数多くみられる。このようなケースでは、主訴の下地にあるＡＤＨＤの特性を把握しないで治療を行うと、十分な改善を得られないことになりやすい。

成人ＡＤＨＤの併存疾患に関する報告はわずかしかないが、前述のケスラーらによって行われた大規模な疫学調査がもっとも信頼性の高いデータを提供している。この調査では、ＡＤＨＤの47・１％に不安障害（パニック障害など）、38・３％に気分障害（うつ病、躁うつ病など）、15・２％に物質使用障害（薬物依存など）が併存していた。

気分障害の中では、うつ病（大うつ病性障害）が18・６％、気分変調性障害が12・８％、躁うつ病（双極性障害）が19・４％認められた。他の研究においても、ＡＤＨＤに気分障害が高い比率で併存しているとするものが多く、ＡＤＨＤにうつ病などが合併する比率を、

25〜50％程度とする結果が多い。

ケスラーらのデータにおいては、気分障害の方から併存症を見ると、うつ病の9・4％、躁うつ病の21・2％、気分変調性障害の22・6％にADHDが併存しており、ADHDと気分障害には大きな関連があった。成人ADHDのうち、43・3％が精神科の治療を受けていたが、ADHDとして治療を受けていたのは10・9％のみであった。これは成人のADHDにおいては、併存疾患を主訴として精神科の治療を受けているケースが多いことを示している。

ADHDは感情面での不安定さを示すことが多く、これがうつ病や躁うつ病の症状と類似している。うつ病も躁うつ病も、薬物療法が治療の基本であるが、なかなか投薬の効果のみられない慢性例も少なくない。そのような場合、背後にADHDが存在していないか検討することが必要となる。

さらにADHDにおいては、統合失調症に類似した幻聴や被害妄想が出現することがある。このような病的な体験に基づいて興奮状態を示したり、衝動的な行為に及んだりするケースにおいては、ADHDが見逃されて統合失調症と診断されるケースもある。

このほかADHDには、アルコール依存や薬物依存などの依存症が合併しやすいことも知られている。これはADHDの持つ衝動性と関連している。また海外のデータにおいては、ギャンブル依存との合併も多い。

うつ病として治療されていた症例

症例は40代後半の女性で、ある宗教団体のスタッフである。父親の仕事で転居が多かったこともあり、小学校の頃から友達は少なかった。15歳で対人恐怖症が出現したが、それ以降、人前に出ることに強い不安を感じるようになった。

短大に在学中、ある新興宗教の勧誘を受けて感銘し24歳で入信、翌年になり出家して教団内で他の信者と共同生活を送るようになった。その当時は万能感を感じ、自分は選ばれた人間であると考え、過活動の傾向がみられた。

42歳でいったん教団を脱退したが、その後、後継の新興宗教に入信し、その宗教団体のメンバーと集団生活を続けている。教団内では、現在まで事務作業全般を任されており、幹部の信頼は厚かった。

うつ状態が出現したのは、40代からである。そのころ、教団が社会的な犯罪事件を起こしたこともあり、自分の世界観や宗教観が誤っていると考えるようになり、強い憂うつ感が出現した。しかし教団の幹部から仕事を次々と任され、休むことは許されなかった。

この頃、教団内で興奮状態となって包丁を持ち出すことがあった。また信仰する宗教が他者に迷惑をかけていると罪責感が強まり、希死念慮が生じて、初めて精神科を受診している。外来ではうつ病と診断されて、抗うつ薬が処方された。服薬によりうつ状態はいったんある程度の改善がみられた。

だが約1年後、宗教団体のメンバー8人による共同生活が始まったことをきっかけとしてうつ状態が再発した。憂うつ感が強く意欲の低下がみられて、仕事を頼まれても以前よりも時間がかかるようになり、さらに信者同士のトラブルも増えたため、自ら希望して精神科に入院となった。

入院による休息によって、ある程度倦怠感や憂うつ感は軽快したが、中等症から軽症のうつ状態は持続していた。そこで入院中に家族も含めて生育歴の詳細を問診したところ、小児期に忘れ物の多さや計画性の乏しさなどの不注意症状などがみられ、不注意の症状は成人になっても続いていた。このためＡＤＨＤと診断を改め、ＡＤＨＤの治療薬であるアトモキセチンを開始することにした。

以後、うつ状態は著明に改善し、約1か月で退院することができた。退院後も外来にてアトモキセチンを漸増し、１２０㎎／日で維持したところ、集中力が増してきたと本人の自覚症状の改善もあり、その後もうつ状態はみられることなく安定して経過している。

本人の生活歴を聴取したところ、次のことが判明した。幼少期より人見知りをせず落ち着かない子どもであった。小学校の頃から、いったん友達になっても関係は長続きしないことが多かった。また多くの事を同時並行しようとすると、必ず何かが抜けてしまった。

小学校3年生の通知表では「注意力の不足」、5年生では「忘れ物が多い事、落ち着かない事」が記載されていた。成績は良かったが、体育だけは常に苦手であった。15歳頃より、落ち着いて集中する事が難しく、授業中も周囲が気になり成績が下がった。この頃、ほぼ同時期に対人恐怖の症状がみられている。

新興宗教に入信してからは、仕事を任せられると過度に頑張ってしまい、倒れるまで続けるという過剰集中の傾向を示した。彼女の事務処理の能力は高く、教団の幹部から重用されていた。

彼女はうつ病と診断され、抗うつ薬による治療を行っていたが、詳細な小児期の生活歴の聴取は行われていなかった。ベースに存在するＡＤＨＤは見逃されていたのである。

衝動性の強い男性例

もう一例、衝動性の強い高学歴の男性例について紹介する。発達障害の専門外来を受診したFさん（33）は、高学歴の大手証券会社の社員である。Fさんの訴えは、「人間関係の形成が下手、仕事や学問は人並み以上にできるが、自分の精神に不安を覚えた」というものであった。

Fさんは子供の頃から優秀で、ある国立大学の理学部大学院を修了後、大手証券会社に就職し、現在に至っている。仕事の能力は高かったが、オーバーワークを重ねた上に、対人関係でもストレスを強く感じ、うつ状態を発症、精神科でうつ病と診断され、一時は仕事を休んでいた。

Fさんの妻は、彼について次のように述べている。

「仕事上の人間関係で疑心暗鬼になりやすく、『オレのことを気持ち悪がっている』などと発言、自宅で思い出して不安定となる」

「常同的な行動パターンがあり、毎朝の身支度の順番は一定で、いつも米粒、消しゴムのカスなどを丸めている。必要のないものを、いつも持ち歩く」

「非常勤の教師をしていた私（妻）に対して攻撃的で、『妊娠もしていないのに、家でダラダラしやがって』などと責める」

「仕事が多忙だとイライラが高じ、突然すごい剣幕で怒り出す。怒ると、魔法瓶やカメラを床に叩きつける」

生育歴については、出生時には異常はみられなかったが、発語の遅れがみられ夜泣きが頻繁だった。児童期には、感情的になりやすく、他の子供の意見を聞こうとしない傾向が強かった。まったく孤立していたわけではないが、他児とうまく付き合えず、いじめの被害に遭うこともあった。

また忘れ物が多く、ものをよくなくしていた。家でも友人の家でも、落ち着きがない様子のことが多かった。当時より衝動的な面があり、家族と買い物に行き、気に入ったものがないと、「こんなものを着せる気か」と怒り出すこともあった。ただし成績は優秀で、学校で問題とされることはなかった。

職場は多忙で、深夜までの残業も多かった。うまく休むことができないため、倒れるまで働き続けた。イライラがたまると、職場で相手に平然ときつい言葉を浴びせたり、ストレートすぎる物言いをしたりすることも多かった。疲労がたまると、昔の嫌なことを思い出し、むかついてカンシャクを起こすとともに、金遣いが荒くなった。また不注意で物をなくしたり、置き忘れたりすることも頻繁だった。

Ｆさんは、小児期より、多動・衝動性、不注意などのＡＤＨＤ症状に加えて、対人関係の障害、常同的な行動パターンなどのＡＳＤ症状もみられた。就労してからは、作業能力の高さとオーバーワークによってミスをカバーしてきたが、対人関係は苦手で、衝動性、攻撃性、過剰集中は持続してみられていた。

Ｆさんの主診断はＡＤＨＤと考えられるが、ＡＳＤ特性もあり、一過性にうつ病が発症したと考えられる。受診後、本人が自らのＡＤＨＤの特性を理解することで、困った場面においてもある程度の対処行動は可能となった。当初、投薬は行わなかったが、メチルフェニデートの投与によって適応はさらに改善した。

第3章　ＡＳＤとＡＤＨＤの共通点と相違点

どこで両者を判別するのか

一見すると、ＡＳＤとＡＤＨＤはまったく異なる症状を持っている。これまで述べてきたように、ＡＳＤの中心的な症状は「対人関係の障害」と「常同的な行動パターン」であり、ＡＤＨＤは、「多動・衝動性」と「不注意」であるからだ。

ＡＳＤの診断基準（42ページ）とＡＤＨＤの診断基準（57ページ）を比べて頂きたい。診断基準の記述からは、両者はまったく異なるものと考えられる。

けれども、精神科の診療場面では、両者の症状はかなり似ていることが多い。ＡＳＤに多動・衝動性や不注意の症状を認めることはまれではないし、またＡＤＨＤにおいても、対人関係の障害を認めることはしばしばみられる。

実臨床においては、小児期の情報が不十分であることも多く、ＡＳＤと診断すべきか、

ＡＤＨＤと診断すべきか、あるいは両方の診断をつけるべきか、迷うことも少なくない。

ＡＳＤの特徴である「対人関係、コミュニケーションの障害」（他人の気持ちが理解できない、場の空気が読めないなど）は、ＡＤＨＤと区別する鑑別点にはならないことが多い。というのは前述したように、ＡＤＨＤは対人関係は元来良好であることが多いが、思春期以降において対人関係が悪化することがまれではないからだ。彼らは、児童期から思春期にかけて対人関係における失敗を繰り返すうちに、次第に他人と交流することに不安が強くなり孤立するケースがみられるのである。

ＡＳＤとＡＤＨＤを区別するには、むしろ「同一性へのこだわり（常同性）」が鑑別点として重要である。ＡＳＤでは、特定の対象に対して強い興味を示したり、反復的で機械的な動作（手や指をばたばたさせたりねじ曲げる、など）がみられるが、このような症状はＡＤＨＤではまれである。

表3に示したのは、昭和大学附属烏山病院に通院中の外来患者において、ＡＳＤ63例（平均28・8歳）とＡＤＨＤ66例（平均31・4歳）の自覚症状を比較した結果である。ＡＳＤの症状は、ＡＱ（自閉症スペクトラム指数）という質問紙により評価した。またＡＤＨＤの症状は、コナーズＡＤＨＤ評価スケール（ＣＡＡＲＳ）・スクリーニング版の結果を

表3　ASDとADHDの自覚症状

	母数	男：女	年齢	IQ	AQ	不注意＊	多動＊
ASD	63	43:20	28.8	110.2	38.4	14.7	8.4
ADHD	66	47:19	31.4	106.4	28.5	18.5	11.9
健常	38	29:9	30.5	108.5	15.2	5.8	4.9

＊はCAARSスクリーニング版による値

示した。

ＡＱという指標は、英国の自閉症研究者であるバロン＝コーエンが作製した50項目の評価スケールである。一般にＡＱにおいて、50点中33点以上を示す場合、ＡＳＤの可能性が大きいと言われている。

またＣＡＡＲＳスクリーニング版は、米国の心理学者であるキース・コナーズによって作製された30項目の評価スケールで、不注意症状と多動・衝動性症状をそれぞれ評価することが可能である。

ＡＱの値は、健常者38例において平均15・2点、これに対して、ＡＳＤにおいては平均38・4点とかなりの高い値を示した。一方、ＡＤＨＤにおけるＡＱ得点は、平均28・5点と、健常者とＡＳＤの中間的な得点を示しており、ＡＤＨＤにおいても、一定のＡＳＤ特性がみられることがわかる。

またＣＡＡＲＳスクリーニング版における評価においては、不注意症状、多動症状の両方において、ＡＳＤの値は健常者とＡＤＨＤの中間的な値であった。これらの結果は、ＡＳＤにおいてもかなりのＡＤＨＤ症状がみられることを示している。

以上のデータは、ＡＳＤとＡＤＨＤの表面上の症状は、かなり似ていることを意味する。実際、臨床の現場では、他の病院などからＡＳＤとして紹介された人が実はＡＤＨＤであることは珍しくない（この逆もあるが、比較的まれである）。

これはなぜかというと、「対人関係が苦手な人」や「少し変わったところがあり、周囲から浮いた人」について、ＡＳＤと決め付ける風潮が強いからである。世の中でＡＳＤと言われているケースは、「対人関係が不得意な」ＡＤＨＤであることが多い。

銃刀法違反の男性

知人の弁護士から、以下のような依頼があった。男性Ｊさんは小児期から対人関係でさまざまな問題を引き起こし、成人になってからも職を転々としていた人で、勤務先とのトラブルによって警察沙汰になった。Ｊさんは話を聞いた段階では対人関係の障害が主症状であり、ＡＳＤが疑われた。

〈今抱えている刑事事件で、先生にご相談したく、メール差し上げました。事件の内容はアルバイト先を２日で首になった男性が腹いせにアルバイト先の会社のトラック２台のタイヤに銃を突き刺してパンクさせたという事案で、現在銃刀法違反で勾留されております。被疑者段階です。

事件自体はたいしたことがないのですが、実はこの被疑者の父親と会ってお話をしましたところ、刑事事件にこそなっていないがこのような逆恨み行為を繰り返しているとのことで、話を聞くとたしかに尋常でないと感じました。

プライドが高く、賢いけれど、非常に気が小さく社会になじめない、そこで自分の自分に対する評価と社会の評価のギャップに耐えられない、そこでお酒が入ると気に食わない相手に付きまとい、嫌がらせを行う、というものです。

理屈は非常に独善的であって、自分に都合のいいようにしか物事を解釈しません。ある意味、ストーカーのような感じといえると思います。

ちなみに子供のころから一つのことに異常にこだわる性質があったそうです。一方で関心がないことについては全くスルーだそうです。あと、集団行動は不得手で、大学、職場いずれも長続きはしませんでした。

被疑者は両親にも食ってかかり、したがって両親も被害者なのですが、高齢ということもあり、この状態が続くと自分たちも倒れてしまう、そこで本当はこのままずっと刑務所に入っていてもらいたいという気持ちもあるが、今回援助の手を差し伸べるとして、前提条件として精神科医に病状を見てもらいたい、とのことでした。

一度、一月ほど入院させて診てもらったことがあるようですが、その時は何ともない、と言われたそうです。しかし、その時診てもらった先生は精神科医と言ってもうつ病とかそういう一般的な症状しか扱わない医者であったので、今回はそれこそ犯罪事件などで鑑定を行うような犯罪者を専門に扱う医者に診てもらいたい、仮に病気でないとしても何らかのアドヴァイスもいただけるだろうから、とのことでした〉

Jさんの生活歴と経過

このような依頼に基づき、Jさんは両親同伴で発達障害の専門外来を受診した。両親に小児期の様子を聞いたが、記憶は明確でなく曖昧な情報が多かった。両親が強調したのは、他の子供とのトラブルが多くて苦労したということだった。

Jさんの小学校の成績は上位であったが、通知表のコメントには、比較的一貫した問題点が指摘されていた。一つには、不注意、集中力の障害である。「時々、人の話を聞いていなくて注意されることがあります」（小1）、「教室での授業は、集中しきれないことがありました」「授業中は、話を聞くことが苦手で残念に思いました」「授業中、自分の世界に入り込んでいることが多い」（小3）などの記載がみられた。

また多動傾向もみられている。通知表には、「特定の男の子とよく言い争っている」（小2）、「授業中、友達に手を出して遊ぶことが多く残念に思いました」（小3）、「女の子にちょっかいを出す」（小4）などと指摘されている。カッとしやすく、他の子供の頭を叩いてしまい、親が教師に呼び出されたこともあった。

中学時代は大きな問題なく経過し、中堅の私立高校に進学した。ところが2年次より急に成績が下がり、「学校に行きたくない」と言って家で荒れるようになった。このため、母が毎日車で学校まで送ることを繰り返しようやく卒業ができたが、担任の教師に不満を抱き、無言電話を繰り返した。

その後、1浪して地方大学に入学したものの、「こんなバカばかりの大学は嫌だ」と言って再受験する。翌年都内の中堅私大に合格して入学し、野球部に入ったが、「監督が自分をレギュラーにしてくれない」と不満を持ち、監督や大学に対して嫌がらせのメールを送り続けた。2年生の6月頃からはほとんど授業に出席せず自室にひきこもり、退学した。

25歳。英会話を習得したいというため、姉が準備をして1年間米国で生活したが、会話学校にはほとんど行っていなかった。帰国後、「今度は本気でがんばる」と誓うため、日中はアルバイトをし夜間に大学の2部に通学するという条件で生活を開始した。実際はほとんどアルバイトには行かなかったが、それでも、大学は卒業までこぎつけた。

その後、一時的に運送会社に勤務した後、両親のすすめで介護専門学校に入学した。イヤイヤ通学していたがなんとか卒業し、老人ホームに勤務したが、不満が強くすぐにやめると言いだした。

これはなんとか続けさせたが、イライラが強くなり近所にエアガンを撃って、住民から苦情が出た。すると苦情を言われたことが気に入らず、腹いせに当の住民の家に花火とエアガンを撃ち込んだため、警察に逮捕された。

このときは示談で釈放となったが、その後も不安定な精神状態が持続し、いつもイライラして大声をあげ、家族に対してすぐに、「ぶっ殺す」と怒鳴りつけた。仕事は、別の老人ホームに転職したが、勤務態度が悪く、半年あまりで自宅謹慎となる。

逆恨みの気持ちが強くなり、施設の同僚や所長などに対して、嫌がらせの脅迫メールを何度も送りつけた。「てめえらまで着信拒否してんじゃないよ。これからタクシーで直談判しに行くよ。その往復代金は貴様らの責任者に支払ってもらうからな。嫌なら、今すぐ平身低頭して連絡しろ」というような内容だった。そういう中で、今回の器物破損の事件を起こした。

外来受診時、家族はＪさんの問題は対人関係の障害であると主張し、「相手の顔や目をみない」「人の気持ちが理解できない、察することができない」ことを指摘した。これらはＡＳＤ的な特性であるが、一方、小児期の彼の様子についてみると、対人関係が得意とはいえなかったが、それなりに友人を持っており小中学校までは適応は悪くなかった。

むしろ、いろいろ問題が生じたのは思春期以降であることを考えると、ＡＳＤという診断はあてはまらない。この点については家族も、「17歳から現在までほとんど成長していない。異常な状態が続いている」と述べている。

Ｊさんに関する大きな問題は衝動性である。子供のころからカッとなって他児と喧嘩することが多かったが、最近の問題行動も、衝動性に基づく粗暴な行動である。さらに小児期から不注意、集中力の障害がみられたことを考慮し、ＡＤＨＤと診断をした。

この診断に基づいてＡＤＨＤの治療薬を投薬したところ、衝動性や不機嫌さは改善し、就職した機械工場でも問題なく仕事を続けている。一時通院を継続することに不満もみせたが、次第に自らの特性を理解し、服薬も続けている。

ADHDとASDの問題行動

このように、ADHDとASDは症状面における類似性が大きく、両者の区別が困難なケースもよくみられる。さらに、現実の社会生活で問題になる行動についても、両者はかなりの類似を示す。

ASDとADHDの両者が併存していると考えられる例もみられるが、見かけ上の類似と考えられるケースも少なくない。この場合、ASDにみられる社会性の障害を、ADHDの不注意による障害と見なしている場合や、ADHDの衝動性をASDの社会性の未熟さと誤解している場合が多い。

この点に関して、もう少し具体的に説明しよう。たとえば、発達障害の成人においては、「毎回し忘れる、毎日目にして気づかない」という症状がよくみられる。日常生活や仕事において、毎日必ずしなければならないことは誰にとっても少なからずある。たとえば会社員においては、退社時に一日の仕事の内容を記した日報を提出することなどがあるが、発達障害の特性を持つ人はこういう日課を忘れることがしばしばおこる。

ADHDでは、不注意によって、会社の日報の提出を忘れることがよくある。一方、A

SDにおいても同様のことがみられるが、これは日報を出すという行為は社会的に重要であるという認識が欠けているために生じる。つまりASDの人は、常識的には必要な場合においても、自分が重要だと考えないことについては無視してしまいやすいのである。

また、発達障害の当事者は、何度も同じようなミスを繰り返すことが多い。これは、ADHDにおいては、不注意症状の反映であるとともに、目の前の「刺激」を優先して本来のタスクをおろそかにした結果である。一方、ASDにおいては、その行動についての重要性や必要性を感じていない場合、ミスを繰り返しやすい。

また、「話し出すと止まらない」「話がとぶ」ということも、しばしば経験する症状である。発達障害の当事者では、周囲にかまわず一方的に自分の考えを主張することや、興味のある分野の話ばかりする人をみかける。また、相手の会話に勝手に割り込むことも多い。私の受け持ちのあるASD患者は、80年代のアイドル歌手の大ファンで、水を向けると、桜田淳子や菊池桃子の話を延々と続けるために、かなり閉口したものであった。

ADHDにおいては、このような行動は衝動性の表れであり、思いついた事を言わずにいられないことが原因である。一方、ASDでは、自分が自由勝手に話をしていいのかどうか、状況を認識していないことが多い。このため、相手や周囲の状況が目に入らず、一方的に自分の話を続けることになりやすい。ASDにおいては、話をしている相手が理解しているかどうか、興味を持っているかを考慮しようとしないため、細かすぎる奇異な内容になりやすい。

発達障害の当事者は、対人関係に困難を感じていることが多いが、一方で、他者と必要以上になれなれしかったり、「距離」が近かったりすることもある。ADHDの人は、元来ひとなつこく、あどけない行動をとることが多い。会社の営業職で成功している例も多いが、安定した友人関係を継続することは難しい。

というのは、彼らはきちんと筋道立てて考えることをあまりせずに、衝動的に他人を傷つけるようなことを言いがちだからである。これに対して、ASDにおいては、社会的な距離間がわからずに、他人に必要以上になれなれしく接することが起こる。これは、相手に対する配慮の不足が原因である。

あるADHDの女性のケースである。彼女は、「他人の気持ちがわからない。周囲の空気が読めないので失敗することが多い」と訴えていた。さらに自分には、このように対人関係がうまくいかないのは、ADHDだけではなくアスペルガー症候群の症状もあるからだと主張した。

ただよくよく聞いてみると、実際は、彼女はその場で感じたことや思ったことをすぐ口にしてしまう、それが周囲の人を傷つけることがしばしばみられるということであった。つまり、問題は彼女の対人関係ではなく衝動性であった。彼女が「他人の気持ちがわからない」ということではなく、その能力があるのにかかわらず、わかろうとしていないということなのである。

ASDとADHDの併存例

Tさんは、30代前半の男性会社員である。地方の国立大学の大学院を修了後、現在勤務をしている建築会社に入社した。本人の専門は設計関係であるが、この半年あまり職場を休職している。

本人の話では、就職してから現在まで、仕事上のミスや先延ばしが多く、同じ間違いを繰り返すことがたびたびあった。上司から、「お前はバカだ、まぬけだ」と罵倒されることもあった。また対人関係が苦手で、職場で親しい同僚は一人もできなかった。仕事の失敗を重ねる中で、憂うつ感や不安感が強くなり、近所の精神科で適応障害と診断され休職となった。

Tさんは子供の頃から、「変わった子」と思われていた。学校では奇妙でふざけた行動が多く、教師からは「おもしろい子」と言われたこともある。低学年の頃は落ち着きがなく、調子に乗る行動がよくあったが、次第にその点は改善がみられた。

一方、不注意さは常に顕著で、子ども時代から忘れ物をすることがたびたびだった。物覚えが悪く、下駄箱の場所をなかなか覚えられなかった。授業中にぼんやりしていることもよくあり、日課でもよくミスをした。ただ成績は優秀であったため、学校で大きな問題とされることはなかった。大学時代にも友達はごく少数で、親しい友人はできなかった。

思春期以降、Tさんは、妙に他人を意識するようになった。気になる「ポイント」がある人をつい繰り返し見てしまい、止めようとしてもその衝動を抑えられない。特に成績が優秀である人や、仕事が良くできる人を何度も繰り返してじっと見てしまうので、気味悪がられることもみられた。「気になる」相手が女性のときもあったが、恋愛感情とは異なるものだった。

このような行動は、ADHDの衝動性によるものとも、あるいはASDによる常同的な行動とも、みなすことができるが、その両方の要因が関連していると考えることも可能である。自分では、「どうかしている。いったい何をやっているのか」と思うにもかかわらず、なかなかこの行動パターンを断ち切ることができなかった。

Tさんは、対人関係は苦手であったが、強く他人を嫌いになるというよりも、他人への興味が持てないために関係が希薄になることが多かった。そのため、他人に対する態度が不自然となり、ますます孤立することになった。

周囲を意識するため相手に近づけなくなり、仕事を聞いたり、頼んだりすることも難しくなった。自分が避けている印象が相手にも伝わり、ますます相手からも敬遠されるようになるのだった。

Tさんの症状についてまとめると、小児期から多動と不注意の症状がみられ、成人になってからも不注意の症状が持続しており、それによって仕事のパフォーマンスに問題が生じていた。これらの症状は、ADHDの基準を満たすものである。

さらに加えて、Tさんには対人関係の障害がみられ周囲と溶け込むことが困難であり、また自分の行動についてこだわりもみられていることを考慮すると、ADHDとASDと両者の特性が併存していたと考えられる。

職場の配慮と自らの特性を理解することで、Tさんの適応は改善がみられているが、うつ状態になることが何度かみられ、少量の向精神薬の投与も行なっている。

家庭の問題

40歳代後半であるSさんが発達障害の専門外来を受診したのは、妻の勧めによるものであった。仕事上では特に大きな問題は生じていなかったが、「家庭でうっかりミスが多く、よく物を壊す」「妻から頼まれた家事を誤って行う」「物忘れが激しい」という点を繰り返し指摘された。

乳児期は動きの多い子供だった。言葉の遅れがみられ、なかなか2語文が出なかった。落ち着きがなく、2歳のとき、勝手に電車に乗ってしまい行方不明になったことがあった。親に叱られると、衝動的にすぐに自分の頭を叩いた。3歳の頃には、友達はなかなかできなかったこともあり、一人で三輪車に乗ってよく遊んでいた。その頃には、興奮すると、泣き叫ぶことがあった。

子供時代から整理整頓が苦手だった。小学校時代には、不注意によるケアレスミスや忘れ物が多かった。もっとも成績が上位であったため、教師から問題にされることはあまりなかった。この当時、「怪獣」に熱中し、買ってもらった図鑑について細かい部分まで記憶していたことがある。

その後学生時代から現在まで、Sさんは人づきあいが苦手で、なかなか友人はできなかった。学業は優秀で関西地区の有名私立大学を卒業後、あるIT関連企業に就職している。会社においても些細なケアレスミスが多く、「人の目を見て話せない」「言外の意味がくみとれない」などの問題が指摘されることはあったが、業務は大過なくこなせていた。

一方、家庭では妻の評価は厳しいものがある。「家の中の家事をしてくれない」「不注意で物をよく壊す」「妻や子供への気遣いがない」「意図を理解してくれない」などと何度も不満をぶつけられていた。

Sさんの場合においても、ASDとADHDと両者の症状を認めるが、ASD症状がやや優位である。もっとも、どちらの症状も比較的軽症であり、また知的能力も高かったため、この年齢にいたるまではっきりした不適応は生じていない。

このSさんと類似したケースは、一般社会に数多く存在するものと考えられる。仕事の能力が一定程度あり、問題行動を示さない場合には、職場への適応もまあまあ良好で、社会的には許容される範囲となる。

けれども、身近な人にとってはどうかというと、本人の多少の「ズレ」もより明確に認識される。とくに同居している家族においては、問題は深刻であり、本人の配慮のなさが強いストレスとなることもしばしばみられる。

不満な妻と無関心な夫

Sさんの例のように、妻の強い希望や指示によって、中年以降の男性が発達障害の専門外来を受診するケースはたびたびみかける。こうした中には、単なる妻の思い込みという例もあるが、頻度が高いのは、軽度のASDあるいはADHD特性を持つケースである。ASDなどの診断がつく場合もあるが、閾値以下のことも少なくない。

しばらく前から、マスコミで「カサンドラ症候群」という病名をよく聞くようになった。これは正式な病名として認められているものではないが、アスペルガー症候群などASDの配偶者(パートナー)と感情的な相互関係、信頼関係が築けないことによって、その配偶者やパートナーに生じる、さまざまな精神的、あるいは身体的な症状の総称である。

臨床の現場でも、カサンドラ症候群に類似した夫婦関係に陥り、「被害者」である配偶者(多くは妻)の要請により受診に至る当事者をしばしば見かける。この場合の当事者の診断はASDだけでなく、ADHDであることも多いが、いずれにしろ症状としては軽症で、社会的には適応しているケースが大部分である。症状が重症のケースでは、そもそもパートナーとして認められないからであろう。

大手不動産会社の総合職であるMさんは43歳、結婚して10年あまり、子供も2人いる。大学卒業後に入社した会社には20年以上在籍している。仕事の上では、これまで大きなトラブルを起こしたこともなく、安定した会社員生活であったが、最近になり周囲の同僚とのコミュニケーションがうまくいかないことが増えた。

さらに問題が大きいのは、家庭の中だった。この1、2年、頻繁に妻と揉めるようになった。ほとんどが「ものの置き方が悪い、元の置き場所にもどさない」などと、妻から些細な事柄を指摘されることがきっかけだった。さらに、「話を聞いていない」「ちゃんと話が通じない」と非難されることもたびたびあった。

さらに、「反省がない、他人事のようにふるまっている」「わかったと言っても、本当はわかっていない」「自分のミスを取り返そうと必死にならない」などと責められるのが常だったが、本人は、こうした指摘についてあまり自覚を持っていなかった。

発達障害の専門外来を受診したのは、妻の強い勧めによるものだった。Mさんはあまり乗り気ではなかったが、受診の理由を次のように述べた。

「家族、会社でのコミュニケーションのトラブルが多い。トラブルはひどくなるばかりで、妻が本やネットで調べたところ、アスペルガーではないかとの話になり、受診することとなりました」

生活歴についてたずねると、小児期の対人関係は大きな問題はなく、友人は普通にいた。母からみると不器用で落ち着きのない子供で、忘れ物が多く、学校の用意をきちんとしないことがよくあった。

中学受験をして中高一貫校に入学、中学の通知表にも、「落ち着きがない」とコメントされたことがあったが、大きな問題なく過ごし、学生時代も、会社に就職してからもほぼ順調な人生だった。

状況が大きく変化したのは、結婚し子供が生まれてからのことである。前述のように妻から些細なクレームを受けることが増え、自分では注意をしているつもりであるのに、妻の不満は年々大きなものになっていった。

妻が指摘する点の多くをMさんは問題であるとは感じていないし、納得していなかった。主治医はMさんに、「奥さんの言葉が耳に聞こえていても、それをインプットできていないのではないか、素通りしているのではないか」と指摘した。さらに家庭と職場で、集中のレベルにだいぶ差があるのではないかと聞いたところ、思い当たる点があるようだった。

医学的には、Mさんは軽症のADHDと考えられる。不注意症状は認められるが、症状が軽度であるため、これまで重大な不適応は生じていない。けれども、身近な家族にとっては些細な問題でも、回数を繰り返す中で気になってくる。

直してほしいと何度頼んでも、まるで変化がないなら、「この人は真面目に聞いてくれていない、あるいは誠意がない」と思われても仕方がない。生活に時間的なゆとりがある時期ならば、見過ごせていたかもしれないが、妻は育児のため次第に多忙で精神的な余裕がなくなり、夫の言動に対してイライラを募らす結果となった。

Mさんに対しては、不注意症状を改善するために、ADHD治療薬を投与しある程度の効果はみられたが、妻からすると変化は不十分であった。「妻の話をともかくよく聞くこと、話を最後まで聞くまでは、反論などをしないこと」「家の中でも、職場と同じように集中力を持つこと」などをアドバイスし、夫婦関係はある程度の改善がみられたが、さらに妻の態度が寛容にならないと良好な関係になるのは困難なようである。

ＡＳＤとＡＤＨＤの重なり

かつて古典的な自閉症はまれな疾患であり、他の精神疾患を併存することはほとんどないものとみなされていた。しかし現在の考え方は、大きく異なったものとなっている。自閉症は単一疾患ではなく、ＡＳＤといういくつかのサブカテゴリーを含む疾患群のなかに含まれるものとみなされている。さらにＡＳＤには他の精神疾患が合併する比率が高いことが報告されている。

ＡＳＤとＡＤＨＤの併存に関しても、考え方は大きく変化した。かつて両者は同時に存在することはないものと定義されていたが、現在ではむしろ、両者の症状を合わせもつケースが多数みられることが知られている。

しかしながら、真の併存であるのか、あるいは見かけ上類似しているだけなのか、判別は難しい。ＡＳＤ、ＡＤＨＤとも、成長とともに見かけ上の症状に変化がみられるので、注意が必要となる。

ここで、ＡＳＤとＡＤＨＤに関する過去の研究の結果を紹介したい。Ｔ・クラークらは、78例のＡＤＨＤの小児（平均9・5歳）を対象として、親にＡＳＤ症状の評価を行ってもらいその結果を検討したところ、項目により違いはあるものの、対象者の65〜80％においてＡＳＤ症状がみられたと報告している。逆にスターンらは、１０１例のＡＳＤの小児（平均9・8歳）についてＡＤＨＤ症状の評価を行ったところ、75％にあたる76例がＡＤ

HDの診断に該当したとしている。

成人を対象としたASDとADHDの併存に関する研究はまだ少ない。サム・ゴールドシュタインらの研究（2004年）は、成人のASDの59％はADHDの診断基準を満たすとした。またマンディー・ロイら（2013年）は初診時にADHDと診断された患者の15・1％はアスペルガー症候群と診断されたとしているし、逆にケイト・ジョンストンら（2013年）は成人のASDの36・7％がADHDの診断基準を満たすと報告している。このようにASDとADHDの重なりは大きく、今後両者の関係について慎重に検討する必要があると考えられる。

第4章　映像記憶、共感覚、学習障害

ＡＳＤやＡＤＨＤに伴って、さまざまな特異な症状がみられることがある。これらの症状は、特別な「能力」と呼べるものもあれば、本人にとっては「障害」の一部となる場合もある。

サヴァン症候群の発見

彼らにみられる特異な症状として、もっともよく知られているものは「サヴァン症候群」である。サヴァン症候群の多くは発達障害に伴ってみられ、特殊な計算能力や記憶力などを示す。他にも、共感覚（シネステジア）がみられるケースや、特定の領域の学習障害を伴うケースなどさまざまな、ある意味不思議な症状を示す例が少なくない。

サヴァン症候群は、発達障害や知的障害を持つ人々において、突出した、時には天才的な才能を持つ一群である。この突出した能力を、「才能の小島（Island of Talent, Island of Genius)」と呼ぶことがある。

サヴァン症候群に関する最初の報告は、１７８３年にドイツ人の作家カール・フィリップ・モリッツによるものである。モリッツはゲーテの同時代人で、イタリアでゲーテと親交もあった。彼は、10歳程度の知能にもかかわらず驚異的な記憶力と計算能力を示した英国人ジェディディア・バクストン（１７０７〜72）についての論文を、『グノーティ・サウトン（己れ自身を知れ）、あるいは学徒ならびに非学徒のための経験心理学』誌に発表した。

その後、１７８９年には米国の医師であるベンジャミン・ラッシュが、際立った記憶力と計算能力を持つ黒人トマス・フラーのケースについて報告している。フラーには知的障害がみられたが、たとえば、「70歳と17日12時間の年齢の男性が何秒生きてきたか？」という問いに対して、うるう年も含めた正解を瞬時のうちに答えることができたという。

ちなみにラッシュはペンシルベニア州の出身で、米国建国の立役者の一人として知られた人であり、また「アメリカ精神医学の父」とも呼ばれている。

このような報告を受けて、「イディオ・サヴァン（白痴の天才、Idiot Savant)」という概念を提唱したのが、英国の小児科医のジョン・ラングドン・ダウンであった。1887年にロンドン医学協会での講演（レソミアン講演）において、ダウンは、先天的な知的障害にもかかわらず、特異な才能をもった10人の症例について報告した。彼らの才能は、音楽、絵画、彫刻、計算など様々な分野に及んだが、すべてのケースで知的障害や発達障害が併存していたことから、「白痴」という現在では差別語にあたる言葉を使用して命名された。

ダウン博士は、長く精神遅滞の施設の院長を務めていた。彼は下層階級の出身で、元々の家業は食料雑貨店であった。店を軌道に乗せるまで、ダウンの父親は何度も店を破産させていたため、一家の苦労は絶えなかったらしい。ダウンは医師の資格を取った直後にアールズウッド障害者施設の院長に就任し、その後長くその職を務めたが、生涯を知的障害者のために尽力した人であった。

1868年、ダウン博士はロンドンの西部にノルマンズフィールド病院を開設し、やがて入所者が200名の規模に拡大した。また、病院附属の施設としてノルマンズフィールド・シアターが併設され、現在ではロンドン郊外の名所となっている。またここは、アガサ・クリスティのミステリ『葬儀を終えて』などのテレビドラマのロケ地としても知られている。

ダウンは、染色体異常によって知的障害などの症状を示す「ダウン症候群」の発見者として知られているが、ダウン症候群と命名したのは後世の学者である。加えてダウンは、今日の自閉症に相当する症例についても記述している。また彼は、プラダー・ウィリー症候群（Prader-Willi syndrome、筋緊張低下、性腺発育不全、知的障害、肥満を４徴とする遺伝性の疾患）の発見者でもあり、彼が精神医学に残した功績は偉大なものがある。

前述したように、ダウンはサヴァン症候群にあたる症例について報告した。非常に精密な船の模型を作るケースや、抜群の記憶力を示して古典（『ローマ帝国衰亡史』）をそのまま暗唱する症例などを報告したが、10例全てが男性であった。ある患者は歴史に執着を示し、古代の歴史上の人物について、その誕生や生活ぶりや死の詳細について、あらゆることを述べることができたが、10歳程度の知能しか持っていなかった。

また別の少年は賛美歌をまる一冊暗記していた。１人の子供はロンドン中のキャンディーショップの住所を暗記し、自分が何月何日にその店に行ったかを正確に記憶していた。

音楽の才能を示すものもいた。ダウンが診察したある少年は、オペラを観て帰ってくると、すべてのアリアを記憶していて全曲を口ずさんだりハミングしたりすることができた。

9000冊の書籍を丸暗記

ダウンの名付けたイディオ・サヴァンは、フランス語の白痴（idiot）と賢者（savant）を合わせた造語である。その後、白痴という用語は差別的であるという理由から用いられなくなった（現在の診断基準においては、「白痴」は「最重度精神遅滞」に相当している）。このためその後の時代では、「サヴァン状態（savant condition）」「サヴァンのある人（people with savant）」等の様々な用語が生まれたが、現在では、この疾患の研究者であるドナルド・トレッファートが提唱した「サヴァン症候群」が一般的に使用されている。

1914年、アーサー・トレッドゴールド博士は、サヴァン症候群について古典的な記録を残している。彼は、サヴァン症候群では、重度の知的障害の例はほとんどないこと、女性のサヴァンはまれであること、サヴァンは模倣の才が中心であり、創造性、独創性は見られないこと、成人になると才能は消失することがあることを指摘している。

サヴァン症候群は、一部を除いて、先天的な脳機能障害に伴うものであるが、古典的な自閉症に伴うケースの比率がもっとも大きい。バーナード・リムランドは5400人の自閉症児を対象に調べ、そのうちの531人が何らかの特別な能力を示していたことを報告した。2001年のビート・ハーメリンの報告ではこれより少なく、自閉症200人に1

〜2人であろうと推定している。

一方で、自閉症以外の知的障害におけるサヴァン症候群の比率はかなり低い。ペドロ・ヴィタルらは、6426人の8歳児を対象として、サヴァン症候群でみられる特異な能力と、自閉症的症状の評価を行なった。その結果、サヴァン症候群の症状は、自閉症的症状と関連していることを明らかにしている。サヴァン症候群がみられる自閉症以外の疾患としては、ウィリアムス症候群、プラダー・ウィリー症候群、トゥレット症候群、頭部外傷などが知られている。

最近のサヴァン症候群の症例としては、映画『レインマン』に登場する特異な能力を持つ自閉症患者レイモンドのモデルとなった米国人、キム・ピークが知られている。キムは、驚異的な能力をもったサヴァンであるが、重度の知的障害と脳障害を伴っていた。キムは膨大な情報量を瞬時のうちに記憶することが可能で、9000冊あまりの書籍を細部に至るまで暗記していた。

歴史の流れとともに、サヴァンの定義は変わりつつある。これまでサヴァン症候群として報告された症例は、何らかの知的障害や脳障害を伴うケースが大部分であった。ところが、最近の研究において、比較的軽症の自閉症やアスペルガー症候群に伴うサヴァン症候群も報告されている。また実際の臨床においても、知的障害のない高機能のASDにおいて、顕著な記憶力を伴うケースはまれではない。

そのような流れを受けて、レオン・ミラーは、1998年の論文において、サヴァン症候群の定義として、

・ある領域で一般的な基準（障害のない人たちの基準）**と比べても優れている**

・その領域におけるその人の能力は、その人の全般的な能力と乖離している

という2点をあげている。

テレビの人気ドラマでも、高機能のサヴァン症候群が主人公として登場するものがある。『名探偵モンク』は、強迫性障害を患う元刑事の私立探偵エイドリアン・モンクが次々と事件を解決していくアメリカのミステリードラマで、2002年から8シーズンにわたり放映された。

モンクは優秀な知能を持っていたが、子供時代より変わった人物で、対人関係が極端に苦手でこだわりが強く、いつもいじめの被害者になっていた。その一方で、モンクは驚異的な観察力の持ち主で、すぐれた記憶力を持っており、一度でも見たもの、聞いたことは決して忘れず、事件解決に結びつけることができるのであった。ドラマの中では触れられ

ていないが、これらのことを考えると、モンクはサヴァン症候群の能力を持ったアスペルガー症候群であったと考えられる。

驚異的な能力の類型

長年にわたりサヴァン症候群の研究を行ってきたトレッファートは、サヴァン症候群を以下の３群に分類している。

第１の「断片的才能（splinter skills）」は、スポーツ関連情報やナンバープレート、地図、歴史上の事実、誕生日、電車やバスの時刻表などに没頭して驚くべき記憶力を示すものであるが、そこに創造的な内容は含まれない。

第２の「有能サヴァン（talented savant）」は、音楽、美術、その他の特定の領域における卓越した能力を持ち、高度で、著しい特徴がある。

第３の「天才的サヴァン（prodigious savant）」は、並外れた能力を示す極めてまれなものだ。その能力は、障害のない人においても非常に著明なものとみなされ、「天才」と呼べるものである。

これまでに報告されたサヴァン症候群について、表４‐１に具体的な内容を示した。こ

表4-1　サヴァン症候群の能力

驚異的な記憶力	電話帳に収められた氏名や住所をすべて記憶している例や、米国全土の都市と道路を記憶している例があげられる。ダウンによる最初の報告の中にも、ギボンの『ローマ帝国衰亡史』を一語一句違わずに暗唱する患者が取り上げられている。
音楽的才能	サヴァン症候群の中で最も頻度の高い才能の一つ。絶対音感や驚異的な楽曲の記憶力に関する報告が多い。また、一度聴いただけの楽曲を完璧に演奏する能力や、20もの楽器を正確に使いこなす能力などが報告されている。
計算能力	任意の日付の曜日を瞬時に答えるというカレンダー計算能力は、サヴァン能力の中でも頻度が高く、最もよく研究されている能力である。他に、3桁の整数の3乗を瞬時に暗算する例、20桁の整数が素数であるか否かを判断する例なども報告されている。
知覚、運動、芸術	過去に見た情景を正確に記憶・再現する直観像記憶（eidetic memory）の例や、提示された無数の対象の数を瞬時に答える例、母国語でない言語の会話を正確に再現する例などが報告されている。また、絵画、彫刻などの芸術領域における才能も報告されている。
時間、空間的認知に関する能力	時計を見ずに正確な時間を答える能力、一切の道具を使わずに正確な距離を答える例などが報告されている。

れらの共通点として、次の点があげられる。

①　並外れた記憶力を有する能力が多い。

②　サヴァン症候群では脳の右半球と関連の深い能力が多く、一方で、言語能力や記号能力などの左半球に関連の深い認知機能の障害が共存する。

③　自閉症、アスペルガー症候群などＡＳＤとの関連が深く、ＡＳＤでみられる常同性や強迫症状を伴うことが多い。

④　能力は特定の限られた分野に偏在する。その多くは、機械的、局所的な能力であり、高頻度にみられるのが、カレンダー計算、地図や電話番号の記憶、音楽や計算といった能力である。一方で、遂行機能やコミュニケーション能力などの社会的認知の領域に出現することはほとんどみられない。

後天性サヴァン症候群

これまでに述べてきたように、サヴァン症候群の大部分は生来のものである。

これに対して、幼小児期の脳損傷などを契機にサヴァン能力を獲得した「後天性サヴァン症候群」に関する症例の報告も見られている。

後天性サヴァン症候群では、左半球の損傷が能力発現の契機となっていることが多い。『31歳で天才になった男』（ジェイソン・パジェット他、講談社）では、頭部外傷後にサヴァン症候群とシネステジアが生じた男性について、詳しい経過が描かれている。

後天性サヴァン症候群においては、発達段階での脳損傷を原因とするものが多いが、例外も存在している。１９９８年にブルース・ミラーらは、前頭側頭型認知症（frontotemporal dementia：ＦＴＤ）の診断が確定した後に、新たに芸術的能力を発展させた5名の患者について報告した。患者の多くは、左半球で脳障害が認められた。前頭側頭型認知症とは前頭葉、側頭葉の萎縮を原因とする認知症で、従来のピック病などを含むものであり、記憶の障害よりも行動上の不適応が目立つものである。

後天性サヴァン症候群は、前頭側頭葉変性症で最も多くみられ、その中でも、「前頭側頭型認知症」と「意味性認知症」に多い。芸術的能力は発症の数年前から病初期に出現する例が多く、しばしば症状が重度に進行した後も保持される。画像検査では、左半球優位または両側の前頭・側頭葉の萎縮・血流低下を認めることが多い。わが国においても、緑川晶らが芸術的才能の発現を示した前頭側頭型認知症の2症例を報告している。

なぜサヴァン症候群になるのか

サヴァン症候群の原因についてはいくつかの仮説が提唱されているが、明確な結論は得られていない。現時点においては、複数の脳領域の統合における機能低下と局所的な領域の機能亢進とが混在し、後者の局所的機能の亢進が特異的なサヴァン能力の背景にあると考えられている。このような機能的結合性の変化の背景には、①先天的要因と、②後天的要因との双方が関与していると推定される。

サヴァン症候群において、ＡＳＤ患者に併存することが多いことから提唱されたのが、「中枢コヒーレンス低下仮説」である。これはＡＳＤにおいては、総合的な情報処理能力が低下し、その代償として局所的な情報処理能力が亢進するというもので、サヴァン症候群の能力も、この仮説によって説明可能であると主張されている。

この他、脳内の機能的結合性が変化したため、局所的な情報処理が、総合的な情報処理よりも優位となっているという「機能的結合性低下仮説」も提唱されているが、いずれも仮説の段階であり、今後の検証が待たれる。

シネステジア（共感覚）

シネステジア（共感覚、synesthesia）は、医学用語、心理学用語としてはあまりなじみのないものかもしれないが、この現象は、「外部からの刺激に対して通常の感覚だけでなく、異なる種類の感覚も同時に生じる現象」として定義されている。

これまでにシネステジアに関しては、さまざまな感覚の組み合わせが報告されている。例をあげると、「文字に色を感じる」「音に色を感じる」「形に味を感じる」などの現象が知られている。

シネステジアの中でも、音楽や音を聞いて色を感じるものは「色聴（sound-color synesthesia、color-hearing）」と呼ばれ、いわゆる絶対音感を持つ人には、色聴が多いことが報告されている。このような現象は古くから知られており、すでに1890年に、『色聴』というタイトルの本がフランスで出版されている。この現象では、たとえば「ド」が白、「レ」が黄色などと知覚される。

シネステジアの種類には、多くのバリエーションが存在している。1つの刺激に対して1つのシネステジアを呈するもの、複数の刺激に対して1つのシネステジアを呈するもの、複数の刺激に対して、複数のシネステジアを呈するものなどもある。

さまざまなシネステジアの中で、頻度の高いものは、前述した「色聴」があげられるが、他には数字などの文字に色を認識するタイプもよくみられる。

シネステジアの感じ方には、大きく2通りがある。印刷されている文字などに色がついて見えるものなどを「projector」と呼ぶが、一方、内面的に色や形などを感じるものを「associator」と呼ぶ。

シネステジアは古くから知られている現象である。この現象がはじめて医学論文に登場したのは、１７１０年のことで、イギリスの眼科医トマス・ウルハウスが、音で色覚が誘発された男性の症例を報告した。けれども、その後シネステジアは、１９３０年頃をピークとして、医学的にはほとんど注目されない時期が続いた。

『水曜日はインディゴ・ブルー』は、シネステジア研究の第一人者であるリチャード・E・シトーウィック博士らによる研究書である。この本の中では、シネステジアの実際の症状や臨床的な特徴について、詳細に解説されている。筆者であるシトーウィック博士は神経内科医で、ロンドンの国立神経病院、米国のジョージ・ワシントン大学神経科などをへて、ワシントンにおいて開業していた。

シトーウィックによれば、シネステジアは広く認知されている現象ではないにもかかわらず、出現頻度はかなり高く、およそ20人に1人がこの現象を体験しているという報告もあるという。一方で、そこまで高頻度ではなく、2万5000人に1人、あるいは2000人に1人という研究もみられる。

シネステジアの人は、自分の周囲の人たちが自分と同じような体験をしていないことを知り、ショックを受けることが多い。ある画家の女性は子供の頃、学校で「Aという文字は、最も美しいピンクね」と話したところ、周りのクラスメートから怪訝な目でみられた。彼女はそれ以降、シネステジアについては誰にも一切話さないようになった。

一般にシネステジアは、芸術家において出現する確率が高い。代表的なケースとして、ロシア生まれの小説家で『ロリータ』などの作品で知られるウラジミール・ナボコフがあげられる。ナボコフは児童期よりシネステジアの症状を示し、自分の木製のアルファベットブロックの色は、「すべて間違っている」と主張した。ナボコフの母や他の親族にもシネステジアがみられた。

他に、シネステジアを持つ芸術家として、前衛的な抽象画で知られる画家のワシリー・カンディンスキーが知られている。またフランスの詩人であるアルチュール・ランボーにもこの症状がみられたらしく、『母音』という作品においては、シネステジアの現象そのものを題材としてとりあげている。

現在のところ、シネステジアの生物学的なメカニズムは、解明されていない。一説によれば、乳児期においては、脳のさまざまな部位の結合が未分化で残っているのに対し、通常は成長とともに、このような結合は失われていくが、一部の人においては、この結合が保たれているのでシネステジアが出現するという。

シネステジアを脳科学の視点から解明しようという試みも、今のところ成功していない。シトーウィックらによれば、本来感覚というものは、単一の感覚領域だけではなく、多くのモダリティと関連しているものであるが、通常はそれが意識されないだけであり、シネステジアの研究は、ヒトの感覚、知覚の解明に新たな視点を与えると指摘している。

高名な神経心理学者であるアレクサンドル・ルリアに、『偉大な記憶力の物語』という著作がある。この本は、高度の記憶力を持つシュレシェフスキーという男性の長期間の経過報告であるが、この男性はシネステジアの症状を合わせて持っており、たとえば、２０００ヘルツの音に対して、「ピンクがかった赤い花火みたいに見える。細長い色が、ざらざらと不快な感じで、味も悪い」と記載がある。だがこのような現象はそれ以上突き詰められることはなかった。ようやく最近になって、さまざまな分野からのシネステジアに関する研究が行なわれつつある。

シネステジアと発達障害

シネステジアが特定の疾患や障害と関連しているという明白な証拠はないが、これまでの報告では、アスペルガー症候群などのＡＳＤにおける出現頻度が高いことが報告されている。筆者自身の臨床経験では、ＡＳＤだけではなく、ＡＤＨＤにおいても、シネステジアを示す例が存在している。

症例は、初診時23歳で、おっとりとした雰囲気の女性である。ある有名私立大学を卒業して物流会社に一般事務として就職したが、ケアレスミスが多くて職場になじめず、２か月あまりで退職した。その後、彼女は大手の予備校に転職した。

彼女は子供の頃から、おとなしい性格でなかなか周囲になじめなかった。小学校時代には、忘れものが頻繁で、持ち物をなくすこともよくあった。片付けが苦手で、やろうと思って手をつけても、他の場所が気になるということを繰り返して、何時間たっても何も片付けられないことがたびたびだった。

また、些細なきっかけで混乱しパニック状態になりやすく、小学校のリレーの際には、バトンを受け取った後、逆走してしまったことがあった。また普段はおとなしい性格だったにもかかわらず、急にキレて手がつけられなくなることもみられた。話を「聞く」ことが苦手で、教師の言っていることがよくわからないことが多かったが、自分で勉強することによって学校の成績は上位であった。ただし、テストなどでは、ケアレスミスが多かった。

思春期以降も、片付けは苦手だった。高校生の頃、食べ残しのパンをいくつもカバンに入れっぱなしにして腐らせたことがあった。大学入学後は都内で一人暮らしをしていたが、母が部屋を訪ねたところ、ゴミ屋敷のようにひどい状態になっていた。

彼女には、子供時代からシネステジアの症状があった。「文字を見ると音楽が浮かぶ」「人の姿を見ると、色が見える」という症状がみられた。彼女には多動の症状ははっきりしたものはなかったが、小児期より不注意・集中力の障害、衝動性がみられ、成人になってもこれらの症状が継続していたことから、ＡＤＨＤと診断された。その後ＡＤＨＤの治療薬は奏功して不注意症状は改善したが、シネステジアには変化がなかった。

並外れた記憶力を持つＡＳＤの当事者であるダニエル・タメットは、その著作の中で、自らもＡＳＤの症状に加えてシネステジアの症状もあることを述べている。彼はＡＳＤの特徴である常同性（こだわり）について、次のように記している（『ぼくには数字が風景に見える』ダニエル・タメット、講談社）。

「ぼくも手順や日課に極端なこだわりを持っていて、それは日常生活のあらゆるところに及んでいる。たとえば、毎朝必ずコンピュータ内蔵の秤で一回分の粥《ポリッジ》の量を正確に量り、四十五グラムきっかりのポリッジを食べる。身につけている服の枚数を数えてからでないと家から出られない。毎日同じ時刻にお茶を飲まなければ気がすまない」

数字に対する特徴的な感覚（シネステジア）については、次のように述べている。

「ぼくの場合はちょっと珍しい複雑なタイプで、数字に形や色、質感、動きなどが伴っている。たとえば、1という数字は明るく輝く白で、懐中電灯で目を照らされたような感じ。5は雷鳴、あるいは岩に当たって砕ける波の音。37はポリッジのようにぼつぼつしているし、89は舞い落ちる雪に見える」

ジャニーナ・ニューフェルドらは、29例のアスペルガー症候群患者を対象として、シネステジアの有無について検討を行った。その結果5例（17・2％）において、「文字→色」のタイプのシネステジア（「文字、あるいは数字に色を伴う」）の症状がみられたとしているが、一般人口における比率からすると、これはかなりの高頻度である。彼らはアスペルガー症候群においてシネステジアが高頻度な理由として、アスペルガー症候群は異なる脳内ネットワークを利用している可能性が考えられるとしている。

映像記憶

眼に映った対象を映像的に記憶することを「映像記憶」と呼ぶが、発達障害、特にASDにおいては、この映像記憶がすぐれていることが多い。あるASDの大学生から聞いた話だが、彼は授業中にノートをとらず、真剣に教師の話を聞き、また教壇にいる教師の姿を目で追うのだという。

映像記憶が発達しているこの学生は、復習するときには、まるでDVDを見ているかのように、頭の中にある授業の映像記憶を取り出し、それを「再生」するのである。教師のジョークやちょっとした仕草も再現され、時には自らが教師になりかわって「再生」することによって、授業の復習ができるということであった。

この映像記憶以外にも、発達障害、特にASDにおいては、「過剰」な記憶力を示す例は散見する（前述したサヴァン症候群における能力も、並外れた記憶力がベースにある場合が多い）。

放浪画家としてよく知られた山下清は、驚異的な記憶力の持ち主であった。彼は多くの精緻な貼り絵を残している。山下清は自由気ままに各地を放浪して歩き、花火大会などの情景を記憶して、それらを作品に仕上げている。だが彼は旅先で絵を描くことはなく、旅から帰って半年以上たってから、記憶を元にして当時の情景を描いていた。

このような「記憶の画家」については、米国の神経内科医オリヴァー・サックスも、その著作の中で紹介している（『火星の人類学者』早川書房）。また高名な建築家であるガウディも、顕著な映像記憶を持っていたことが知られている（『天才と発達障害』岡南、講談社）。

ＡＳＤなどの発達障害においては、過去の体験、特に嫌な辛い体験のイメージをまざまざと思い出す体験（フラッシュバック）を繰り返すことがみられる。特に、子供時代のいじめ体験を何度も思い浮かべることが多い。このようなフラッシュバック体験も、記憶機能の亢進と関連していると考えられるが、本人にとってはかなりの苦痛である。

学習障害

学習障害（ＬＤ）とは、読む、書く、話す、聞く、あるいは推論することに関して、知能の低下がみられないにもかかわらず、なんらかの障害を示すものである。学習障害はまれなものではなく、学童期の小児の少なくとも５％にみられると推定されている。米国においては、１９７５年の全障害児教育法によって、学習障害児に対して適切な教育を提供することが義務づけられ、学校の試験などにおいて配慮がされるようになった。

学習障害という病名は、比較的最近になって用いられるようになった。第２章で述べたが、かつては知的な障害がみられないにもかかわらず学習能力に障害のあるケースはＡＤＨＤと同一視され、「微細脳損傷」その後「微細脳機能障害（ＭＢＤ）」と総称されていた。これらの概念においては、脳に微細な損傷（障害）があり、学習や行動の問題が生じると考えられていた。今日のＡＤＨＤも、かつてはＭＢＤに含まれていた。つまりＭＢＤは、ＡＤＨＤと学習障害の両者を含むものであった。

現在の診断基準においては、ＡＤＨＤと学習障害は別のカテゴリーと定義されているが、いまだに両者の関係は曖昧な部分が残されている。また学習障害に関しては、一般用語としての学習障害と区別するために、医学的な診断名としては、特定の学習分野に関しての能力が制限されていることから、「限局性学習障害」と呼ぶようになっている。

限局性学習障害は、「読字障害」「書字表出障害」「算数障害」「特定不能の学習障害」に

分類されているが、もっとも頻度の高いものは「読字障害（ディスレクシア）」である。

ＤＳＭ‐5の診断基準に基づいて、それぞれの障害の症状について説明したい。

読字障害においては、「単語を間違ったり、ゆっくりとためらいがちに音読したりする」「言葉を当てずっぽうに言う」「言葉を発音することが困難である」など字を読むことが不得意で不正確である。読んでいるものの意味を理解することが困難で、読んでいるもののつながり、関係、意味するもの、またはより深い意味を理解していないこともみられる。

表4‐2には、読字障害に関する自記式の評価スケールを示した。

読字障害においては、単に「読字」が不得手で学習に支障があるだけでなく、学校での適応も不良となることも少なくない。ピューリッツァー賞の受賞者である米国の詩人フィリップ・シュルツは、自らの少年時代について、次のように述べている。

「私は尋常でないほど他と違っていた。私の脳は私の言うことも、親や先生の言うことも聞こうとしなかった。時計を読む、左右を区別する、指示を聞く、誰でも簡単にやっているように見えるこんなことにさえ苦労しているのだから、どうして自分の考えや自分自身が信頼できるだろうか。先生の一言一言に私は腹を立て、取り乱した。私にはできないとわかったうえで先生が命じていると思うと、攻撃されて逃げ場がない感じがした。あらゆ

表 4-2　読字障害の評価スケール
（英国ディスレクシア協会）

	ほとんどない	時々ある	結構ある	ほぼ必ずそう
字面が似た単語を混同しがちだ（hat と hot など）。	3	6	9	12
読んでいる最中、どこを読んでいるかわからなくなる、または行を飛ばしてしまう。	2	4	6	8
ものの名前をよく間違える（イスを間違えてツクエと呼ぶなど）。	1	2	3	4
右と左が混乱する。	1	2	3	4
地図を読むのが難しい、または地図を頼りに初めての場所に行くのは難しい。	1	2	3	4
同じ段落を何回か読まないと理解できない。	1	2	3	4
一度にいくつかの指示を与えられると混乱する。	1	2	3	4
電話でメモを取ると間違う。	1	2	3	4
正しい表現が思いつかないことがある。	1	2	3	4
問題につきあたると、独創的な解決方法を見つけだす。	1	2	3	4
	簡単	やや難しい	難しい	非常に難しい
elephant のような字面と発音が一致しない単語を、声に出して読むことができますか。	3	6	9	12
何かを紙に書くとき、自分の考えを整理して文字にすることができますか。	2	4	6	8
九九を言えますか。	2	4	6	8
アルファベットを順に言えますか。	1	2	3	4
文章を声に出して読めますか。	1	2	3	4

る種類の規則とテストが大嫌いだった」(『私のディスレクシア』フィリップ・シュルツ、東京書籍)

書字表出障害においては、綴字に困難さがあり、母音や子音を付け加えたり、入れ忘れたり、置き換えたりする。あるいは、文章の中で文法や句読点の間違いをしたり、段落のまとめ方が下手で思考の表出に明確さがなかったりすることがみられる。

算数障害においては、数字の概念、数値、または計算を習得することの困難さがみられ、「数字の大小、および関係の理解に乏しい」「1桁の足し算を行うのに指を折って数える」「算術計算の途中で迷ってしまう」ことなどがみられる。さらに数学的な推論が困難で、定量的問題を解くために、数学的概念、数学的事実、または数学的方法を適用することができない。

発達障害と学習障害

学習障害と発達障害、特にADHDは密接な関連をもつ。両者の関係は複雑であり、臨床症状が類似し鑑別が難しい例もあれば、両者が合併していると考えられるケースも存在している。

ＡＤＨＤによる不注意の症状があれば、学習面でのケアレスミスなどが出現し、「読み書き」などのパフォーマンスは、本来の能力からすると明らかに低下する。また、児童期に問題が顕在化する点も、両者に共通している。このため、ある時期、ＡＤＨＤは学習障害そのものと考えられていたが、現在では、ＡＤＨＤと学習障害は、類似した症状を示すが、異なった疾患であると考えられている。

これまでの研究においても、ＡＤＨＤと学習障害の合併率は高いことが知られている。クラウディア・タレロ＝グティエレスらによる、８３４例の児童を対象としたコロンビアの研究においては、ＡＤＨＤ（４５９例）の16・３％に学習障害が合併し、学習障害（１２９例）の58・１％にＡＤＨＤが合併していた。

米国のデータによると、両者の併存率は異なっている。２００４年から06年に米国で行われた６〜17歳の２万３０５１例の小児の調査によれば、ＡＤＨＤも学習障害もそれぞれ全体の９％でみられ、両者の併存は全体の４％でみられたとしており、やはり両者の関連は大きいものがあることがわかる。

第5章　天　才

天才の陰にひそむ過剰な集中力

発達障害の人は、サヴァン症候群をはじめ特異な能力を併せ持つことが珍しくない。彼らの思考や問題解決の方略は、必ずしも本人たちは自覚していないが、常人とは異なる側面を持つ。また独特な視点によって科学や文化で重要な業績を成し遂げることもある。彼らの能力の背後には、過剰な記憶力や過集中する性質が存在していることが多い。

いわゆる「天才」と呼ばれる常人とはかけ離れた能力をもつ人たちは、明確な診断がつくかどうかは別として、発達障害的な特徴を持っていることがかなりの割合で認められる。これは特に自然科学と芸術の分野で顕著であり、ＡＳＤの特徴を持つ頻度が高い。

一方で、ＡＤＨＤの特性を持つ人は、その過剰な集中力により、デザイナー、イラストレーター、小説家などの専門分野において才能を示すことがしばしばみられる。

本章においては、発達障害の「天才」について、何人かその例を紹介したい。筆者自身が診療を担当した当事者においても、天才というレベルには至らないものの、かなりの能力を示す人が何人か存在した。あるASDの男性は漢和辞典の愛好者で、驚異的な記憶力により画数の多い複雑な漢字のほとんどを暗記していた。ADHDでは芸術的な才能を持つ人が多く、ライトノベルの作家や世界的な音楽家などもいる。彼らは、日常生活では毎日のようにトラブルを起こしているものの、得意な分野においてはすぐれた才能を発揮していた。

創造性と狂気

創造性あるいは天才と狂気、精神疾患の関係については以前から検討されてきたが、これまでは統合失調症との関連が注目されていた。この問題について初めて本格的に取り組んだのは、英国の医師であるハヴロック・エリスである。

エリスは3万人以上の英国人の業績が記された『英国人名辞典』から、「生まれつき卓越した能力」を示した1030人を抽出し、彼らの精神疾患の有無について検討した。その結果を表5−1に示した。

表5-1 「生まれつき卓越した能力」の精神疾患

	人数	%
正気でない（insane）	44	4.3
憂うつ質（melancholic）	85	8.3
内気（shy）	68	6.6
どもる人（stammered）	13	1.3
不随意の顔面痙攣（tics）	7	0.7

表5-2 優れた才能における精神疾患

	人数	%
芸術家（113人）		
正常（normal）	72	63.7
躁うつ（maniac depressive）	0	0
統合失調症（schizophrenia）	3	2.7
不明の精神病（undetermined psychosis）	3	2.7
人格の障害（personality disorders）	31	27.4
科学者（163人）		
正常（normal）	124	76.1
躁うつ（maniac depressive）	7	4.3
統合失調症（schizophrenia）	0	0
不明の精神病（undetermined psychosis）	4	2.5
人格の障害（personality disorders）	25	15.3

現在の診断基準とは異なるが、統合失調症圏に相当する「正気でない」例が4・3％、気分障害圏に相当する「憂うつ質」が8・3％であった。これらは、一般人口における有病率よりかなり高率である。

これに続いて、オーストリアの精神科医アデーレ・ユーダによる研究がみられる。ユーダは17世紀後半から19世紀末までのドイツ語圏の芸術家と科学者について詳細な検討を行った。彼女は1万9000人の候補から特に優れた才能を示す294例を抽出したが、その内訳は芸術家113例と科学者163例であった。

表5-2に、精神疾患との関係について示した。表に示したように、両者においてもっとも頻度の高い精神疾患は、「人格の障害」であった。この当時、発達障害については、「発見」されていなかったことを考えると、ユーダの研究における「人格の障害」には、ASDやADHDなどの発達障害が少なからず含まれていたと考えられる。

大村益次郎

異色ではあるが、政治の分野で活躍した発達障害の人も存在している。その代表的な例が、司馬遼太郎の長編小説『花神』の主人公で、実在の人物である村田蔵六（1825〜

1869）である。

蔵六はのちに大村益次郎と改名し、明治政府の初代兵部大輔（軍務次官）に就任した。彼は幕末に活躍した医師で、語学の才能に異常なほど恵まれていた。

長州藩周防国吉敷郡の村医の息子として生まれた益次郎は、郷里を発ち、大坂の適塾で緒方洪庵を師として研鑽を積んだ。この時代の適塾は、今日の医科大学に相当する。当時は漢方医学が依然として主流であったが、緒方洪庵など先見の明のある医師は、競って蘭学による医術（蘭方医）を取り入れていた。

益次郎は驚異的な語学（オランダ語など）の才能によって適塾で塾頭にまで出世した。塾頭ということは、今日の医療体制で言えば、病院の診療科長や大学教授に相当する高い地位である。適塾で名を挙げたものは、全国各地にある藩に、お抱えの医師として招かれることが珍しくなかった。

だが、益次郎は塾仲間からは変人扱いされていた。彼は、他人と交わることはほとんどなかった。世間話が苦手で、「お暑いですね」と挨拶されても、「夏は暑いのが当たり前だ」と返答する変わり者であった。そのため、益次郎には藩からの誘いもかからなかった。

大阪を去った益次郎は、しばらく郷里の村で医者をしていたが、医者としての評価は低く、周囲からは敬遠され、訪れる患者もわずかであった。

だが、すぐれた語学の才能を持つ益次郎を、幕末という時代は放っておかなかった。シーボルトの弟子である二宮敬作の進言で、益次郎は四国の宇和島藩に招かれた。

ここで彼は技術者として優れた能力を発揮した。宇和島湾に砲台を築き、これまで大砲の実物を一度も見たことがないにもかかわらず、オランダ語の専門書を読んだだけで大砲を作りあげることに成功する。

時代は激動の幕末である。日本中を尊王攘夷の嵐が吹き荒れていた。倒幕へ向けて藩内改革を目論む長州藩の桂小五郎（後の木戸孝允）は、江戸で出会った益次郎の才能を認めて藩士として招き、軍制改革を任せた。長州藩ではその風貌から益次郎は「火吹き達磨」のあだ名を付けられた。

公武合体が唱えられた時代の流れは激変した。尊王攘夷から討幕開国に急速に舵がきられた。その先頭に立っていたのが長州藩である。桂小五郎と大村益次郎は、幕府との対決の矢面に立つこととなった。

そうした中で、益次郎は、天才的な軍事の才能を示した。彼は討幕軍の事実上の大将として鳥羽伏見の戦や戊辰戦争など幕府軍との戦いを指揮し、勝利に導いたのである。

その戦術は最新の武器と巧妙な用兵術に加え、無駄な攻撃を避け、相手の自滅を誘ってから攻撃を加えるという合理的なもので、旧態依然とした戦術に捉われた幕府側を容易に撃破した。兵力と装備に劣る維新軍は、益次郎の存在がなければ幕府軍に勝利することは難しかったと言われている。

明治政府が発足したとき、益次郎は太政官制において軍務を統括する兵部省の初代の大輔を務め、事実上の日本陸軍の創始者となった。

合理主義者で理論派であった益次郎は、他人の気持ちを推し量る能力は乏しく、感情面で抜け落ちている部分が大きかった。このため敵が多かったが、本人は意に介さなかった。

そして多くの新政府の立役者の運命と同様、明治政府の成立から1年後、この天才は暗殺者の凶刃によって倒れたのであった。

アンデルセンの生涯

著名な文学者の中には、発達障害の特性があると指摘されている人物が多い。

その一人がハンス・クリスチャン・アンデルセン（1805〜1875）である。アンデルセンは彼が執筆した魅力ある多数の童話によって世界中に知られているが、童話作家であるだけでなく、他の顔も持っていた。小説家であり、詩人であり、脚本家でもあった。さらに、若い頃の彼は歌手や役者を目指していて、有名な戯曲は暗唱できるくらい丸暗記していたという。

アンデルセンは、１８０５年４月２日、デンマークのフュン島の都市オーデンセで生まれた。オーデンセは、北欧神話の主神であるオーディンが創建したという伝承を持つ歴史のある町であり、神聖ローマ帝国オットー３世によって命名された。一時はデンマークの首都だったこともあり、アンデルセンの時代には、デンマーク第２の都市として繁栄していた。この伝統のある町には、王家が滞在する宮殿や、劇場なども置かれていた。

アンデルセンの生家は、貧しい靴屋だった。彼の家族は長屋の一部屋に住んでいたが、そこが居間であり寝室であり、靴職人である父親の仕事場であった。１８１６年に父親が亡くなると、一家はさらに困窮を極めた。

幼いアンデルセンは物乞いをすることもあり、父の死後、母親は洗濯女として家計を支えていたが、彼女はジンにおぼれてアルコール依存症となり後に結核のために亡くなった。

現在、アンデルセンについての伝記や資料のほとんどは、彼が執筆した自伝に基づいた記述がなされている。アンデルセンは自伝の中で、「私の生涯はたいへん事件の多い幸福な一生であった。それはさながら一篇の好ましいお伽噺である」と述べ、両親や少年時代の経験のことを賛美しているが、これには多くの脚色と意図的な隠蔽が含まれているようだ。

例をあげると、アンデルセンは、母方の祖母はドイツの貴族の家系の子孫であると述べているが、後の研究によって、事実ではないことが示されている。

アンデルセンの研究者のほとんどはこの自伝にかなり影響を受けているため、現在伝えられているアンデルセンについての「事実」は、特に少年時代については、ほとんどの部分を疑ってみる必要がある。実際の彼の少年時代は、辛く苦しく厳しい生活が続いていた。

何よりも不思議なのは、このような環境から世界的な作家が生まれ育ったことである。

アンデルセンの母は、貧しい家に生まれた私生児で教育を受けることもなく、幼い頃から女中奉公をしていた。彼女は文字も十分に読めなかった。母は、アンデルセンの父親と結婚する前に、私生児を1人産んでいる。母より若かった父は、沈みがちな読書好きの人で、仕事に打ち込もうとせず、妻とは意見の合わないことが多かった。

こうした家族の状況を考えると、彼らが幸福であったとは思えない。

子供時代のアンデルセン

子供時代のアンデルセンは同年代の友達を持たず、一人で遊んでいることが多かった。彼は母の裁縫箱にあった小さな布きれで人形の服を縫ったり、その人形に芝居をさせたり、あるいは紙をいろいろな形に切り抜いて何時間でも遊んでいたという。

学校にも、アンデルセンはうまく適応できなかった。他の児童からいじめられることもあったが、気に入らないことが起こると、ふいと行くのをやめてしまうのであった。学校が嫌いなアンデルセンであったが、本を読むことは好きで、近くに住む婦人と知り合いになり彼女から多くの本を借り熱中して読書にふけった。

自閉的で同年代の友人もうまく作れずに集団生活からドロップアウトしてしまう彼には、対人関係の問題やトラブルがみられたことは明らかである。

ところが一方で、アンデルセンには独特の社交性があり、知り合った大人たちからさまざまな援助を獲得している。それは上記のように本を借りたりあるいは一晩の食事を与えられたりするレベルの場合もあれば、積極的に学費を援助してくれる場合もあった。

こうした点は少年時代だけではなく、その後の彼の人生においても一貫している。社交性のなさや対人関係の稚拙さなどを示すにもかかわらず、必ずといっていいほど彼を支援してくれる人が現れて、アンデルセンを成功に導いている。この点について、どのように考えたらよいのか、解釈は難しい。

後年の話になるが、彼の「空気の読めなさ」についてよく知られたエピソードがある。ある時、アンデルセンは、英国の文豪チャールズ・ディケンズに招待され、彼の自宅に滞在した。ところが、何週間たってもアンデルセンが居座り帰ろうとしないため、ディケンズはあきれてしまい、二人の関係が悪化してしまったという。

振り返ってみると、子供時代のアンデルセンの生活に明るい要素はわずかしかない。両親の仲がよかったようには思えないし、元々の貧困に加えて、父親の死がそれに追い討ちをかける形になった。学校にも適応ができなかった上に友人もなく、一方で、母が勧めた仕立て屋などの「真っ当な」仕事をアンデルセンは拒否している。

それにもかかわらず、彼は自分の生活を「美しい童話のように、変化に富んだ幸福なもの」であったと主張した。これは、辛かった過去を意図的に美化し隠蔽しているのか、あるいは辛い現実をはっきり認識する能力に欠けていたのかもしれない。前者の要因を否定することはできないが、アンデルセンには独特の感性があり、一般人とは価値の基準が異なっていたようにも思える。

10代前半のアンデルセンは次第にオーデンセの名士たちに知られるようになり、園遊会などに招かれるようになった。彼が才気煥発で記憶力がよく、歌が上手で、芝居のセリフなどを暗唱することができたためであるという。

このエピソードについても疑問が残る。仮にアンデルセンに目立った才能があったとしても、町の上流階級の人々が、貧民街に住んでいるみすぼらしい身なりの少年を頻繁にもてなすものであろうか。こうした内容は、すべてが虚偽とは言い切れないにせよ、多くは大人になったアンデルセンの空想の産物なのかもしれない。

コペンハーゲンに逃れる

14歳で実家から出てコペンハーゲンで暮らしはじめたアンデルセンは、苦労を重ね、さまざまな職業を転々とした。この出奔は、都会で成功したいという本人の意思もあったかもしれないが、母が再婚したことがきっかけであり、実は追い出されるようにして家を出たのであろう。つまりアンデルセンは、母から捨てられたのである。

手に職もない14歳の少年が自宅からおっぽり出された。野垂れ死にしろといわれたも同然だが、このエピソードも伝記の中では、むしろ美談として述べられていることが多い。

アンデルセンは、必死に生き延びようとした。無一文で対人関係でもうまく立ち回れない少年が、知り合いもいない都会で生き抜いていくことは、並大抵のことではなかったはずである。ただ彼には、芸術の天分があった。

役者になろうとある劇場をたずねたときには、「お前みたいなものが舞台に立ったら、滑稽なだけだ。一日も早く故郷に帰ることだな」と追い返された。歌手を志したが、声をつぶしてしまい、わずかなパンと水だけで過ごした時期もあった。

その後アンデルセンは劇作を志し、『妖精の太陽』という作品を書き上げた。まったく面識がなかったにもかかわらず、彼は翻訳家でもある海軍大将ベーテル・ウルフの住まいをいきなり訪問し、その目の前で自分の作品を声高く読み始めた。このような唐突な行動は、彼の特徴である。

対人関係が苦手であるにもかかわらず、アンデルセンは自分の作品を有力者に売り込みにいくことには躊躇がなく、むしろ無遠慮な積極性があった。この点は、「空気の読めなさ」に由来するもので、相手の感情を考えようとしないASD的な特性に基づく行動とも考えられる。修業時代のアンデルセンの作品は完成度は低いものの才能のひらめきがあり、また邪気のない人柄によって、彼は幸運にも成功をつかむことができた。

数年後、アンデルセンはその才能を認められ、政治家ヨナス・コリンなどの後援者を得て、ラテン語学校に行くことができるようになった。ラテン語学校では勉強に励んだが、周囲からいじめられるなど辛いことも多く、最終的には退学している。

これと同時に、詩などの創作にはげむようになった。そうした詩の一部は批評家に認められ、コペンハーゲンの新聞に掲載された。創作に加えて、アンデルセンは毎日必ず日記をつけ、これは後に自伝として出版された。

この頃のアンデルセンにも、奇異な言動が目立っていた。アポもなく町の有力者のところに出向き、仕事をくれと頼むことはたびたびあった。通りを歩くときにはぎこちない足取りで、目を閉じたまま、全戯曲を記憶していたシェイクスピアの一節を暗唱していた。

１８２８年、アンデルセンはコペンハーゲン大学に入学し、文献学と哲学を学んだ。大学入学直後には、空想的な長編小説を発表している。さらに続けて執筆した戯曲『ニコライ塔上の恋』が王立劇場で上演されるという幸運にも恵まれた。

これ以後アンデルセンは、着実に文学者としての道を歩んでいった。けれども残念なことに、女性との恋愛はいつも思うようにいかなかった。恋に破れたアンデルセンは、よく海外を旅して歩いた。

１８３３年４月から１８３４年８月にかけて、アンデルセンはヨーロッパを旅行し、この体験を元に小説『即興詩人』を執筆し、さらにこの当時から積極的に童話も書き始めている。『即興詩人』はわが国でも森鷗外が翻訳したことで知られている。

アンデルセンは、極度の心配性で、非常時に建物の窓からすぐに逃げ出せるように必ずロープを持ち歩いた。さらに、眠っている間に死んだと勘違いされて埋葬されてしまった男の噂話を聞いて以来、眠るときは枕元に「死んでません」という書置きを残していた。

アンデルセンの周囲の人は、彼が大人になっても子供っぽく変わった人間であると語っている。偶然、ローマでアンデルセンに出会ったデンマークの詩人ホルストは、次のように書いている。

「彼ほど変な時間のつぶしようをする者を見つけるのは、とても困難だ。彼は何も見ず、何も味わうことがなくて、ただ書きに書いている。たとえば美術館で出会うとすると、彼は絵や彫刻を見てその美を味わうこともしないで、管理人が説明することを残らず書きとめるべく、初めから終りまで鉛筆を走らせずくめだ」

アンデルセンはＡＳＤか

ここで、アンデルセンをＡＳＤと診断することはできるかどうか検討してみたい。

ＡＳＤの診断基準は、大きく2つの点から構成されていることは、これまでに述べたとおりである。第1は、「社会的コミュニケーションおよび対人的相互関係における持続的欠陥」であり、この点については、アンデルセンの小児期からの行動上の特徴と一致すると考えられる。アンデルセンは、子供時代から対人関係が苦手で友達らしい友達を持てず、大人になってからも相手の気持ちを推察することが大の苦手だった。

診断基準の2番目としてあげられるのは、「行動、興味、または活動の限定された反復的な様式」である。これは特定の事物や自分の行動パターンについてのこだわりとして現れることが多い。手に入るアンデルセンの資料からは、この「常同性」については、はっきり読み取ることは難しい。もっとも、子供時代に長時間紙を切って遊んでいたエピソードや、繰り返し何度も自伝を執筆した点など、何かに固執する特徴を持っており、ＡＳＤと診断できる可能性は十分あると考えられる。

ジュリー・ブラウンは、アンデルセンの童話にはＡＳＤ的な特徴があらわれていることを指摘している（『作家たちの秘密』東京書籍）。彼女が第1にあげている点は、偶然のできごとが物語を支配していることである。

これはＡＳＤの人が他人の内的な心情を思いやることが苦手であることと関係している

と考えられる。ＡＳＤの人にとって、他人の行動は気まぐれで不可思議なものとしか思えない。このため、自分の実生活での体験が規則性のないものに見えるため、彼らの書く物語も因果律からはずれる傾向を持つことを指摘している。

２点目にＡＳＤの作家に特徴的な性質として、物語が反復される点があげられるという。ブラウンは『マッチ売りの少女』を例に説明をしている。マッチ売りの少女は、辛い現実から逃れるためにマッチに火をつけることを繰り返した。それは、一瞬のあざやかな夢と幻を生み出してくれるものだった。

物語は、少女がマッチをつけるという儀式的な反復を繰り返して進んでいくが、最後のマッチが消えると唐突にそこで終わってしまう。つまりエピソードは反復し繰り返されるが、物語がそれによって展開していくということがない。

この点には異論もあるだろうが、アンデルセンの童話の主人公は、作家本人が投影されたものになっていることには、反対する人はいないであろう。『人魚姫』の人魚は、アンデルセンが都会にあこがれたように、故郷を出て広い世界に出ようとする。しかし人間界で彼女は受け入れられず、海の魔女と取引をして、「声」を代償にして人間の脚を手に入れる。

これは一般の社会に受け入れられるために、ＡＳＤの人たちが自らを装っていることに対応しているとも考えられる。人魚姫もＡＳＤの人も、現実社会に対して、強い疎外感と憂うつさを感じているのであり、この点はまた作者であるアンデルセンの心情と共通したものであったのかもしれない。

ルイス・キャロル

アンデルセンと同様に、世界的に著名な作家であるルイス・キャロル（１８３２〜１８９８）も、ＡＳＤではないかと指摘されている一人である。彼の本名はチャールズ・ラトウィッジ・ドジソンで、オックスフォード大学の数学者でもあった。

キャロルの伝記を執筆したモートン・コーエンは、彼の人物像をこう書いている。

「謎である。表面上は背が高く黒い服を身に纏い、背筋を伸ばし、形式的で、几帳面で、厳格で行動の細部にわたって本式である。しかし、厳格な外観には、飛翔する想像力と機知の泉と人間の本性に対する広遠な理解、および人の心に触れて感動させ笑わせる方法に関する知識が隠されていた」（『アスペルガー症候群の天才たち』マイケル・フィッツジェラルド、星和書店）。

1832年1月、キャロルは教区牧師を務めていたチャールズ・ドジソンの長男として、英国チェシャー州ウォーリントンの牧師館で生まれた。キャロルの家族は、2人の姉と8人の弟妹という大家族だった。キャロルの父は数学の教職を断念した後、多くの説教集を出版するなどして、聖職者として活躍した人物である。さらに、ギリシアやラテン語の文献にも通じていて、様々な分野に博識であった。

キャロルには、吃音があった。幼年期のキャロルは家庭内で教育された。世間から引き離されていたにもかかわらず、その才能は際立っていて、7歳にして『天路歴程』（ジョン・バニアン）に目を通すなど早熟であった。子供のころのキャロルの「親しい友人」には、カタツムリやヒキガエルが含まれていた。

キャロルが11歳の時、父はヨークシャー州クロフトに転任し、以後25年間にわたり一家はこの地の教区館で生活した。12歳で、キャロルはリッチモンドの私立学校に入学し、さらにその後名門ラグビー校に転校している。リッチモンドの校長は、彼が類稀なる才能を有していたと述べている。

キャロルは子供の頃から、何かに固執する傾向があった。その対象は、列車とその時刻表、列車に関する謎なぞなどだった。友人は少なく、ひとりでいることを好んだ。一方で彼は知的能力が高く、数学や言葉に対する特別な才能を持っていた。だがチームスポーツが苦手で、他の生徒からいじめられることも多かった。

キャロルは、ラグビー校での生活は辛いことが多く、「喜びをもって振り返るなんてできそうもないし、何と説得されようとあそこでの3年をもう一度繰り返そうとは思わない」と苦々しく述べている。

オックスフォードの奇人

ラグビー校を卒業したキャロルは、1851年1月にオックスフォード大学のクライスト・チャーチ・カレッジに入校した。1854年に最優秀の成績で卒業した後、キャロルは同校の数学講師となり、以後26年間にわたり在職した。

オックスフォードの学監は、学生時代のキャロルについて、次のように述べている。

「彼は奇妙で逆説的すぎだ。彼が長々と話す話題は、他の多くのものには退屈であった。一方興味を引かないときには、彼は時にはっきりとした警句を挟んで、まじめな議論の流れを止めてしまった」（同前）

オックスフォードに入学前の17歳の時、キャロルは百日咳を患い、その後右耳の聴力に障害を負った。また幼少期からの吃音は、生涯にわたりキャロルの悩みの種となった。キャロルと面識のあった多くの人が彼の吃音に気付かなかった程度のものであったが、キャロル自身は、自分の吃音を気に病んでいた。

キャロルは生まれつき自己顕示欲が強く、周囲の注目を引きつけ称賛されることを好んだ。彼は聴衆の前で歌を歌ったり、物真似をしたりすることが得意であった。また芸術的な志向も強く、写真に打ち込んで多くの作品を残している。

けれどもオックスフォードにおけるキャロルは、ほとんどの時間は孤独だった。彼は、「極端にはにかみ屋で人に知られるのを病的なほど嫌うために、孤立した人物であった」とみなされていた。キャロル本人も、「私は見知らぬ人が私を知ることができると考えるとぞっとするので、私の写真を人に与えるのを拒んでいる」（同前）と述べている。

実際、キャロルは、融通が利かず人々を不快にさせる行動をすることがたびたびあった。気に入らないと、パーティーなどの会場を突然立ち去ったりもした。

またキャロルは雑談が嫌いで、人々の集まりを避け、沈黙することもよくあった。講義が下手で、学生に適切に指導ができなかった。その一方で、キャロルは子供好きで、子供の友達との関係に強く固執した。しきりに贈り物を与えることもあった。

強迫的な几帳面さもみられた。彼は自分の生活を管理し、周囲の人にも日常のきまりと秩序を押し付けた。さまざまな文書を執拗に保管した。日記や手帳、写真の記録簿などの他に、客に出した食事の内容なども緻密に書き残している。さらに、「火曜日」と「42」という数字に強い愛着を持っていた。こうした行動様式は、ASDにおける「こだわり」や「常同性」の症状と一致している。

不思議の国のアリス

1855年、新しい学寮長であるヘンリー・リデルが、妻子を伴ってオックスフォードのクライスト・チャーチに転任してきた。これ以後キャロルは、リデル家のロリーナ、アリス、イーディスの3姉妹と親しく交際するようになった。彼は、リデル3姉妹を連れてボート遊びに行くこともよくあった。

1862年7月4日、キャロルはリデル3姉妹とのピクニックの途上において、最初の『アリス』の物語を口述した。それからキャロルは執筆にかかり、翌年2月に本文を完成させた。この本はリデル家のアリスに贈られるとともに、1865年に一般向けに出版されて大成功を収めた。

キャロルの執筆方法は独特であり、過去の他の作者の作品を引用したり、コラージュして用いたりすることを好んだ。言葉の意味的な側面を解体し、ほとんど言葉遊びの領域まで達している例も多い。『アリス』においても、多くの外部資料が参照されている。これらは現在の目からみても、完成度は高いものがある。

このような執筆方法は、キャロルの優れた記憶力に基づくものであった。本の執筆過程において、蓄積された過去の文章が満ち溢れるように書き付けられた。

ここで思い出されるのが、アイルランドの作家、ジェイムズ・ジョイスである。ジョイスは、キャロルと同様のコラージュ的な手法を用いて、『ユリシーズ』や『フィネガンズ・ウェイク』などの世界的な文学作品を完成させた。

『アリス』で気づくのは、アンデルセンの童話と同様に、因果律が存在しない点である。物語も場面も、突然、意味もなく転換し、読者はある種のめまいを感じてしまう。伝統的な小説には物語の伏線があり、登場人物の心情が述べられて、次第に物語が進行していくが、『アリス』はこうした流れを無視している。この点は唐突であるとともに、読者にとって新鮮である。

こういった手法が評価されるのは、実は「リアル」な世界を反映しているからかもしれない。現実の世界は、必ずしもわかりやすい「原因と結果」のような因果律によって進んでいくものではない。突発的、衝動的な現象の積み重ねである。

『アリス』においても、少女アリスはいろいろな場所をさまよい、様々な奇妙な経験をするが、どれにもつながりはなく、偶然の出来事が続いていく。そして、突然、予告なく結末が訪れる。

キャロルの少女好きは、高齢になっても変わることはなかった。ロンドンの舞台で子役として出演していた13歳のアイザ・ボウマンが彼と出会ったのは、キャロルが55歳のときだった。彼らの「交際」はその後10年弱、アイザが結婚するまで続いた。低年齢の少女を好むキャロルの性的嗜好は、ASDの「こだわり」の症状の現われと考えられる。

後にアイザはその著書の中で、愛情をこめてキャロルの奇妙で融通のきかない言動を書き記している。

「イィストボォンで朝の海水浴をしたあとのこと、わたしが大声をあげて言ったのです。『まあ、この塩水といったら、いつでも髪の毛を火かき棒みたいにこちこちにしてしまうんだから。』

すると彼はがまんできないように、小さな女の子の髪の毛が火かき棒みたいになるなんてありえない、と一本釘をさしました。『もしも「はりがねみたいにこちこち」だと言ったとしたら、もっと髪の毛らしくなっただろうけど、それだって誇張したことに変りはないよ。』」（『ルイス・キャロルの想い出』アイザ・ボウマン、泰流社）

　キャロルは亡くなるまでオックスフォードで暮らしていたが、晩年は隠遁者のような生活で、人間嫌いはさらに昂じ、誰にも会おうとしなかった。次の文章はお茶会への招待に対するキャロルの手紙である。

「なんというおそろしいご提案！　四時から六時までお茶をのむということは、どんなに丈夫にできているお茶のみのからだにだって負担がかかります！　わたしにはそういう経験がほとんどありませんし、そういうことをすればおそらく命とりになりましょう」（同前）

　キャロルの死にあたって、「デイリー・テレグラフ」は次のように伝えている。

「本当にルイス・キャロルは人間性の陶土をこね上げてつくられていた。彼のはっきりした特徴は詩人と数学者と、そして世事に通じた人間の奇怪な結びつきという点にあり、こんなものはおそらく彼以前には見られなかった。人間ルイス・キャロルは我々の中から消えていってしまった。しかしその作品は生き延びていくさだめになっている」（『ルイス・キャロルの生涯』デレック・ハドスン、東京図書）

第６章　アスペルガー症候群への誤解はなぜ広がったか

報道によるアスペルガー症候群に対する誤解

この数年あまり、「発達障害」という用語は、非常にポピュラーなものとなり、一般の人にも浸透してきている。発達障害に関する記事が、ジャーナリズムに取り上げられることも多くなり、発達障害の専門外来を受診する人も増えている。

特に、「アスペルガー症候群」という病名は多くの人に知られるようになった。

図６‐１には、全国紙のデータベースにおいて、過去20年における「発達障害」をキーワードとしてヒットした件数を示した。この10年あまり、発達障害に関連する記事の件数が急増している。同様に、図６‐２には、日本語の医学論文のデータベース（『医学中央雑誌』）で、「発達障害」「ＡＤＨＤ」をキーワードとしてヒットした件数を示した。新聞記事と同様に、発達障害をテーマとした医学論文はかなり増加している。

図6-1 「発達障害」のヒット件数

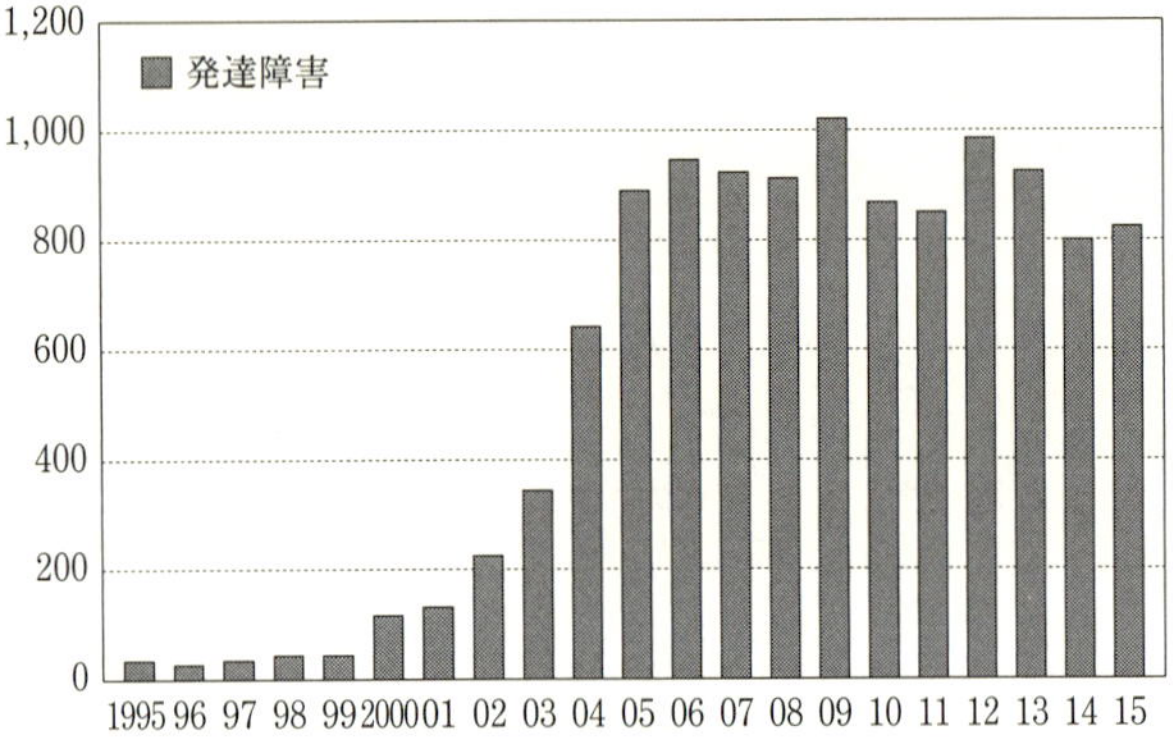

注）この期間における「ADHD」のヒット件数は平均146.7件／年、全体の25.2%。

出典：日経テレコン（「日経新聞」を含む全国紙5紙の記事検索）

図6-2 「発達障害」「ADHD」のヒット件数

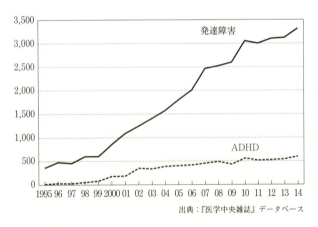

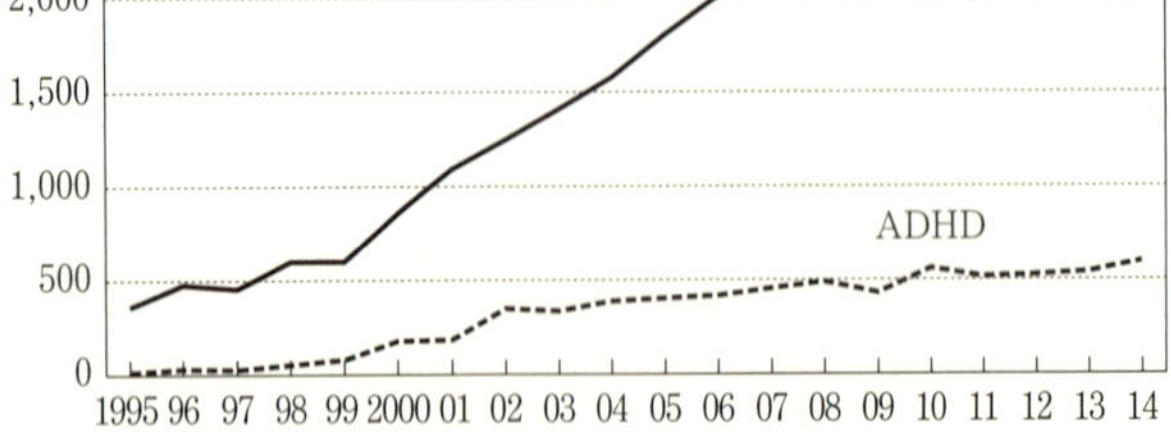

出典：『医学中央雑誌』データベース

発達障害の専門外来を受診した患者さんに聞いてみると、本人自身が、インターネットなどの知識から自らを発達障害ではないかと考え、特にアスペルガー症候群と自己診断して受診するケースが多い。家族や会社の同僚、上司あるいは産業医などから発達障害を疑われ病院への受診を指示されてきた例も少なくない。

だが中には、どうして病院を受診するようになったのか疑問に思う例も少なからずある。「空気が読めない」「人の気持ちがわからない」と指摘されて病院にくる人については、周囲の人たちの単なる思い込みであることも多いし、生まれつき内向的な性格というだけのこともある。この点については、雑誌などの記事によって一般の人に誤解を与えている面が大きいようである。

たとえば学校生活で対人関係が不得手であっても、高い知的能力を持ち、学習面で問題はない場合、小学校までは特に問題とされない場合が多い。ところが思春期に入ると周囲から孤立するようになり「マイペース」な言動から「変なやつ」と思われて、いじめの対象になることも起こる。大学に進み卒業して就職しても、周囲と上手につきあえない自分を自覚するようになる。このような人がカウンセラーや医師に相談すると、アスペルガー症候群と「診断」されることが多いようだ。

だが、この「診断」には問題がある。というのは、「対人関係、コミュニケーションの障害」だけでは、アスペルガー症候群と診断するには十分ではないからである。アスペルガー症候群と診断するためには、他に「同一性へのこだわり」の症状が伴う必要がある。アスペルガー症候群では、興味や行動の範囲が限定され、特定の物事に執着したり、手順や配置にこだわったりする。例えば児童期では、自分の好きなもの（電車や重機など）を何時間もじっと飽きずに見つめ続けたりする。これが「こだわり」の症状である。

一般の人は、アスペルガー症候群とは、「対人関係が下手で、周囲とうまくいかない人」と考えていることが多いが、これだけでは十分ではないのである。だがマスコミの記事は不正確なものが多く、アスペルガー症候群の概念は誤解されていることが多い。

世の中に、対人関係が下手な人は数多い。健常者でも対人関係が苦手な人は珍しくない。そもそも世の中の悩みの多くは、家族や同僚など周囲の人との関係に起因することが多いわけだが、対人関係で悩む人がみなアスペルガー症候群ということはない。しかしながら、メディアやネットの情報を鵜呑みにして、対人関係の問題はイコールアスペルガー症候群に違いないと病院を受診する人は珍しくない。

アスペルガー症候群と少年犯罪

刑事事件においても、誤診がまかり通っていることが少なくない。これまで述べてきたように、アスペルガー症候群を中心とした発達障害が世間的に認知されたのは、今世紀になってからのことである。その背景には、教育や職場の現場における社会的な要請があったことは確かであるが、実は、「アスペルガー」という用語が広く知られるようになったのは、2000年に起きた愛知県豊川市における主婦殺人事件がきっかけであった。

この「動機のない」無計画な殺人を起こした17歳の少年は、精神鑑定によりアスペルガー症候群（アスペルガー障害）と診断された。これをきっかけとして報道は過熱し、アスペルガー症候群という聞きなれない「病名」が広くマスコミで流布されることになった。その後、多くの奇妙な事件、とくに少年による不可解な殺人事件がこの病名と関連づけて述べられることが多くなった。

だが皮肉なことに、発端となった「豊川主婦殺人事件」におけるこの診断はまったくの誤診だった。この他にも、加害者が「アスペルガー症候群」あるいは「広汎性発達障害」と診断されている重大事件はいくつかあるが、明らかな誤診や過剰診断も数多い。

豊川主婦殺人事件

事件が起きたのは、2000年5月1日のことである。犯人である17歳の高校生Kは、朝の6時過ぎに起き、祖父母、父とともに朝食をとった。この時点でKは、この日のうちに殺人を実行すると決心していた。けれども対象を誰にするか、凶器をどうするかなど具体的な点はいっさい決めておらず、まったく無計画であった。

学校に行く用意をしながら、Kは「逃亡」中に聴こうと思った好きなMDをいくつか選び、さらに机の引き出しからお年玉の残りの2万円を抜き取った。自宅から自転車に乗って最寄りの駅に向かったKに、いつもと違う様子はなかった。

学校につくと、所属していた軟式テニスの部室に行き、コンビニに寄り、授業を受けた。昼休みには家から持参した弁当を食べ、普段と変わらない様子で、友人とキャッチボールをしている。本人は、放課後まで、事件を起こすと決めたことを忘れていたと言っている。

7時限の授業が終わると、また部室に行った。部室の棚にあったゲンノウを、犯行に使うかもしれないと思い、自分のカバンに入れた。実際にそれが凶器となった。その後、Kは同級生の部員と連れ立って、コンビニに買い物に行っている。

午後5時半、被害者である64歳の主婦は、自宅の玄関付近で近所の人に目撃されている。

彼女は、建築業者である夫が外出するのを見送ったところであった。

友人と別れたKは、カバンを肩にかけ、学校を後にした。この時点で、Kはだれを殺害するか決めていなかった。彼は殺す対象を、「自分の感情が通じる以外の人で、若者よりは年金問題で社会のお荷物になっている老人がいい」と思っていた。

しばらくの間、Kはためらいながら近所の住宅街を歩き回った。カバンからゲンノウを取り出し、柄の部分をブレザーの袖に差し込んで隠し、頭の部分を拳で握り締めていた。

その家を選んだのは、「古ぼけた家だから、老人がいるだろう」と思ったからだった。玄関の引き戸をあけると、奥の台所に老女がいるのが見えた。Kはゲンノウを右手で握り締め、靴を脱いで家の中にあがり、出会いがしらに老女の頭をめがけて振り下ろした。

簡単と思っていたが、実際の殺害は容易ではなかった。ゲンノウだけで殺すことはできなかった。Kは台所にあった包丁を手に取り、被害者をメッタ刺しにした。刺し傷は40か所以上に及び、どこが致命傷か判別できない状態だった。

殺害の直後、被害者の夫が帰宅した。2人はもみ合いになり、Kは夫の首などを切りつけた後に、逃走をはかった。彼は近所の竹やぶに逃げ込んで着替えをすませると、自転車で私鉄の駅に向かった。

現場に駆けつけた捜査員は、Kのカバンを発見した。カバンの中には学生証もあった。さらに竹やぶから血のついた制服とカッターシャツが発見された。これによりKに対する容疑が固まり、緊急配備が敷かれた。しかし、駅に向かったKは警察官の監視をかいくぐり、名古屋行きの急行に乗れた。

Kは名古屋に着いたものの、所持金はほとんどなかった。家から持ち出した2万円は、着替えた学生服に入れておいたためである。名古屋駅近くのコンビニでカップめんを食べた後、泊まる場所もなく、駅の男子トイレの中で夜を過ごすこととなった。Kは家族にはまったく連絡しなかった。

翌2日午後5時頃、Kは名古屋駅前の交番に一人で出頭した。興奮している様子はなかった。出頭した理由については、「寒くなって疲れた」と答えている。この時点で、Kに対する逮捕状が出されていた。

第一報を「毎日新聞」(2000年5月2日付中部夕刊)は次のように伝えている。

「『まじめで成績優秀な生徒。事件に関係しているとは、とても信じられない』。愛知県豊川市金屋元町の住宅街で筒井喜代さん(64)が殺害された事件で、県警は殺人容疑で地元の私立高校に通う男子3年生(17)の逮捕状を取ったが、同校の理事長代行は2日午前、ショックと困惑を隠せない表情でこう語った。早朝から報道陣が詰めかけた同校では、校門や通学路に職員が立ち、登校してきた生徒を取材から守るように出迎えた。一方、生徒の祖父（70）は『しっかりしたいい子なのに、なぜ。いまでも信じられない気持ちだ』と話した」

犯人の生育歴

Kの実家は江戸時代から続く旧家で、農地改革によって減らされたものの、かなりの田畑と山林を所持していて、地元の著名な資産家であった。Kの両親は、ともに教師だった。両親はKが1歳半のときに離婚し、母親は家を出ている。これは母親の浮気が原因という説もあったが、事実関係は不明である。以後彼は、祖母を母親がわりに育った。実の母親とは、その後、一度も会っていない。Kの幼少時、実家には、父、祖父母の他、父の妹が同居していた。

Kはまったく問題のない礼儀正しい「いい子」であった。幼稚園、小学校とトラブルを起こすこともなく、成績も中位から上位であり、家族の意向に逆らうこともなかった。友人関係も良好で、周囲に仲間入りできないということもなかった。

中学校では剣道部に入部した。動きがもっさりしているからと、「モッサ」というあだ名が付いた。同級生は、「まじめで勉強はできたけど、目立つタイプではなかった。議論好きで理屈っぽいヤツという印象だった」と話している。

Kは中学卒業後、トップクラスの公立高校には進学できず、豊川市にある中堅の私立高校に進学した。高校での成績は上位で、特進コースに在籍していた。高校2年の頃、Kは「社会勉強のためにアルバイトしたい」と申し出るが、祖父は「そんなひまがあるなら勉強しろ」とこれを認めなかった。部活動では軟式テニス部に入り、あまり上達はしなかったが、3年生まで続けていた。

友人や家族の目にKはどのように映っていたのか。2度の精神鑑定において、それぞれ「分裂病質人格障害か高度の分裂気質者」および「アスペルガー症候群」と診断を受けているにもかかわらず、Kの日常生活には「障害」や「疾患」を窺わせる証言はない。ある友人はこう語る。

「頭のおかしな奴でも何でもない。ペラペラ喋る奴じゃないけど、皆と冗談も言い合うし、大声でも笑った。ゲームや音楽の話、つまらない言い合いでムキになって熱く語ることもあった。気持が通じ合わないことなんてありません。確かに理屈っぽかったですけれど、人の悪口は言わない奴だった。……思いやりのない奴じゃない」

別のクラスメートは、次のように述べている。

「どちらかというと周囲に無頓着な性格だった。のんびりとし、仲のよかったクラスメートのほとんどは彼を好意的にとらえていたと思う」

家族の話からは、小児期においても、学校生活においても、Kの生活ぶりに、大きな問題点はみられていない。

「小学校の時には友達がよく家にファミコンをしに遊びに来とりました。中学、高校になると家にいるより外へ遊びにいくことが多くなっていましたねぇ」

このように周囲の人の記憶の中からは、大人しく目立たない存在ではあるが、平凡な少年の姿が浮かんでくるだけである。

殺しを経験してみたかった

勾留されたKはおとなしく指示に従い、粗暴な様子はみられなかった。取調べにおける供述の仕方は礼儀正しかったが、何かと理屈っぽいところがあった。殺人することを決めたのは、数日前で、高校1、2年から考えていたと述べた。

犯行の日を決めたのは、「やることがなくなった」からと言う。確かに凶行2日前の4月29日に軟式テニスの大会が行われているが、Kのペアは初戦で敗退した。これが彼の部活の引退試合となった。

4月29日、テニス大会が終わった後、Kはマージャンに誘われて友達の家に行った。試合の後、いったん家にもどり、急いで着替えをすると、友人に返すゲームソフトを持って自転車で自宅を出た。マージャンをしている間、Kに普段と変わった様子はなかった。

供述の中で、Kは子供時代から、「なぜ生き物は死ぬのかな、死んだらどうなるのかなという感じです」と死に関心があったと話した。『退屈な殺人者』（森下香枝、文藝春秋）によると、「殺人」についてKは次のように述べている。

——いつ頃から殺人をしたいと考えた？

「中学の頃からですかね」

——どうやって殺そうと考えた？

「いや、あまり具体的に考えた記憶はなく、殺すならどうやって殺そうかなという程度」

——どのような想像なのか？

「誰か殺そうかな、殺したらどうなるのかな……。どうやって殺すかな。でも、その時は馬鹿馬鹿しいからやめようと思っていた」

——お年寄りの女性に暴力を振るって気の毒だと思わないのか、君は？

「基本的にはこれから殺す人に対して気の毒とかは思えませんでした」

——人の死を経験してみたい、かね？

「いえ、殺しを経験してみたいです」

——殺人を経験してどうする？

「自分が成長するために必要な経験であると思いました」

——殺人が一体、何になるんだ？

「ひと一人消滅させることが、自分にどういう実感を得られるのかなと考えていました」

——世間を騒がせたかったのか？

「いや、自分を忙しくするのが目的じゃないですかねえ。世間はどうでもいいので僕は」

——殺人をなぜ、やり遂げなければならなかったのか？

「やると決めたら、やり切るという考え方を持とうとして頑固になったと思う。途中でやめてしまうことは僕はしない。それはいかんことだと考えていました。やり切ることに頑固になったと言うのでしょうか」

――君は被害者に悪いと反省できんのか。

「おばあさんが幽霊としてここにいるなら殺してすみませんと謝るが、死んだら仕方がないじゃないのかと思います」

捜査員が聴取を繰り返しても、Kからは、納得できるもっともな犯行の動機は引き出せなかった。一方で、Kの話しぶりは理路整然としており、奇異な内容もなく、また興奮状態や強い拒否を示すこともなかった。

1回目の精神鑑定

少年Kに対する精神鑑定は、2回施行されている。1回目の小田晋氏による精神鑑定では、人格障害（パーソナリティ障害）と診断され、以下のような理由によって、完全責任能力があると認定された。

「被疑者は分裂病質人格障害または高度の分裂気質者であることは考えられるが、犯行当時、事理を弁識する能力を失っていたわけではない。著しく障害された状態にあったということもできない」

「自己実現を求めた退屈からの、動機なき殺人であるという意味では借り物の要素がないだけに典型的な『純粋殺人』であるとさえいえるのである。つまり、犯行はカミュやサルトルらによって考えられてきた人間の不条理性を示す実態としての犯罪であり、野獣のような鬼畜のような犯罪ではない」

Ｋは鑑定医とのやり取りにおいて、動機を次のように述べた。

「高校に入って平和だなって思ってたんで、平和ボケするのがいやだった、というのも理由になるのではないかと思う。先がみえなくするようにするのがいいかなと思った。日本人の平均的な生き方をしていくのが、つまらない」

「人を殺してはいけない、悪であるという考えはやはり僕の中にもありました。今回やってしまったことについては、人を絶対に殺してはいけないという信念が僕にあれば、矛盾になるじゃないですか？　矛盾が心に染みとおるほど、人を殺してはいけない、という信念は持っていなかったです」

——それはどうしてかね？

「よくよく考えると、誰の中にもあまりこうした信念はないのではないか、と思いました」

続けてＫは、「人を殺しても構わない」という考えは、以前から大きくはないが持っていたこと、絶対に殺人をしてはいけないという考えは自分の中には存在していなかったと述べている。

――死を体験したいのであれば、人ではなく、動物を殺して我慢するとか考えたことはなかったの？

「だから無理に理由を話せば、人でなければ意味がなかった。人を殺して英雄になりたいというのも、少しはあるかなと思うのです」

さらにKは、殺人という珍しい体験をするために、この事件を犯したと付け加えた。

――君はね、生き甲斐というね、生の実感を求め、殺人を実行した。この私の表現は正しいですか？

「生の実感というのは、やりたいことをやるということについて言えると思います。今回の事件はまあ一応その一つかなと思います」

2回目の精神鑑定

この1回目の精神鑑定に弁護側は反発し、再鑑定を要求した。裁判所もこれを認め、児童精神科医を中心として2回目の精神鑑定が施行された。その結果、K少年にはアスペルガー症候群という診断が下された。これを受けて裁判所はKの刑事責任能力を認定せず、医療少年院送付の保護処分とした。

「少年は事件後、殺人は日常、起こり得るごく普通の事柄であるととらえ、自分の事件はなぜ、社会に大きな衝撃を与えたのか、と奇異に感じている。これは他人も自分と同じように考えている、と考えていたからであり、少年は他人の感情を理解したり、思いやったりするという共感性の能力が著しく欠如している」

この精神鑑定の結論は、Kにアスペルガー症候群の診断基準の一つである「対人的相互反応の障害」がみられると断定している。しかし、実地の臨床においてアスペルガー症候群の診断を行うにあたっては、対人関係の障害によって、何らかの社会生活上でのトラブルや不適応がみられるかどうかが判断の目安となる。このような生活上の問題は小児期から思春期、青年期まで継続的にみられるものである。

そもそも対人関係の能力、あるいは鑑定書に記載された「共感性」の客観的な指標は存在していない。従って、これらは本人の陳述と周囲に対する行動から、問題があるのかどうか判断しなければならない。だが、当然のことではあるが、本人の発言は主観的なものであり、時には意図的に事実を述べないこともある。

この精神鑑定におけるK少年の言葉は、そのまま受け取っていいものか疑わしい。意識的かどうかは別にして、彼は自分の「本心」を必ずしも語っていないように思えるし、鑑定はその可能性を十分に検討していない。

実際の学校生活ではどうであったかというと、Kのクラスメートや教師は、彼に「奇異さ」をまったく感じていなかったし、日常的なトラブルもみられなかった。「K君はクラスの男の子、女の子ともに仲がよく、協調性があった」と担任教師は述べている。

またKの友人は次のように話している。

「K君は人の話がまともに聞けない奴じゃない。誰とでもキチンと話のできる奴です」

こうした証言からわかることは、K少年には、アスペルガー症候群の診断基準に該当するような「対人関係の質的な障害」は存在していなかったという事実である。

重大な不適応を示さない場合においても、学校生活において、アスペルガー症候群の生徒は以下のような特徴的な言動をとることが多く、「変わりもの」とみられることが多い。

・毎回同じことをし忘れる、目にしても気がつかない
・話し出すと止まらない、話がとぶ
・順番、会話に割り込む
・必要以上になれなれしい

・懲りない

こうした行動パターンは、彼らの社会性のなさに由来する。「毎回同じことをし忘れる」のは、彼らがその案件の重要性を認識していないからである。「話し出すと止まらない」のは、話している相手のことを配慮していないために起こる。K少年に関しては、このような行動上の問題点やトラブルは観察されていない。

アスペルガー症候群の診断に関しては、「行動、興味および活動の、限定的、反復的、常同的な様式」も必須の項目である。これは特定の事物への執着（収集）のような形で現れることもあれば、決まり切った行動を繰り返すケースもみられる。例をあげれば、家から学校までの道順を常に一定にしないと不安になるといったものである。ところがK少年においては、この「反復的、常同的」な行動パターンについても確認できるものはない。

アスペルガー症候群でみられる反復的な行動パターンの例をいくつかあげてみたい。

・同じようなやり方で、無目的な動きを繰り返す（手のひらをひらひらする、ものの匂いをかぐ、ぐるぐる回るなど）

・自分自身の身体を叩く

・ものの置き場所にこだわる

・鍵を繰り返し確認する
・ものを食べる順番にこだわる
・特定のテーマやものに熱中する

精神鑑定書は、少年の参加していた「部活動」が反復的、常同的行動様式であったと断定しているが、これは苦し紛れの解釈である。部活動にうちこむことは中高生においてたいして珍しいことではなく、アスペルガー症候群の「症状」とは言えない。

また「常同的な行動」をやめたことが犯行のきっかけとなったと鑑定書は述べているが、これも無理な「仮説」である。K少年は希望すれば次の大会まで部活動を続けることもできた。受験のために彼は自ら部活動をやめただけである。

犯行の動機についても、不可解なものではない。森下香枝は『退屈な殺人者』の中で、登場人物の言葉として、この事件の背景を次のように説明している。

「この子はブロッキングしてきた心のバランスが何かで崩れたんじゃないのかな。彼なりに孤独だった。人を殺して英雄になりたいと言っているね。案外、これが素直な気持のままかもしれない。誰かに自分を見てほしかったんじゃない？」

関東医療少年院でK少年を担当した医師で作家の杉本研士は著作『頭上の異界』（講談

社）で、少年自身の言葉を次のように記している。

「人生は難しく思え、無能な自分に出る幕はないように思えた……ビデオなどの映像に刺激されたこともあり、生きていることを証明するように人殺しをして暴れまわる自分を空想するようになったが、いちばん血祭りに上げたかったのはなんといっても自分の身体で……捕まって死刑、そして地獄行きという終わりを考えていた……」

これは森下の見解と共通している。K少年による殺人事件は、思春期特有の「絶望」がきっかけとなった理解可能な犯行だったのである。

刑事事件の精神鑑定は、当然、中立的であるべきである。だが実際は、かなり偏りのある鑑定結果がしばしば提出されている。精神鑑定を数多くこなしている、いわゆる「鑑定屋さん」の医師の場合、結果は検察寄りになることが多い。検察寄りの結論を出す傾向のある医師が、検察や裁判所から頻繁に依頼されているのが現状である。

これに対して、弁護側の依頼による精神鑑定の結果は被告人に有利になる傾向があり、被告人を心神喪失あるいは心神耗弱と認定するものが多い。これにはいくつか理由があげられるが、公平に判断するように努めていたとしても、鑑定をする医師が、被告人に必要以上に感情移入をして入れ込みすぎた結果であることも珍しくない。

確かにK少年は、考え方や行動上で、多少風変わりな点を持っていた（こうした面は、アスペルガー症候群に似ていると見えなくもない）。しかしその風変わりな点は、「普通」の少年たちと比べて微細な差異に過ぎず、思春期の少年の多くが持ちうるものであった。「死」について考えることや、「人殺し」を夢想することは、カミュを持ち出すまでもなく、珍しいことではない。

K少年の特異さは、彼が無差別で無計画な殺人を犯したという一点につきる。その理由を求めて、精神科医は過剰な診断名をつける結果となった。特に2回目の精神鑑定では、被告人を有利にするための戦略という側面も大きかった。この結果、ジャーナリズムは少年の「心の闇」と「アスペルガー症候群」を巡って大騒ぎをすることになった。

あらためて検討してみると、このような「純粋殺人」は、必ずしもレアなものではない。私自身、10代の殺人犯の男性Lから、「人を殺す体験をしてみたかった」という動機を直接聞いたことがある。彼の被害者は肉親であり、事件の経過はK少年の場合と異なる点もみられたが、学校生活では問題のない「よい子」であったという点は一致していた。

L少年の学校時代の教師の評価を以下に示す。

「自分の仕事を確実に黙々と果たします。手が足りない他の係にも進んで助けに行ってくれました。外で遊ぶことも多く、そんなときにはルールをよく守るので人気があります」「クラスに協力的で、様々な行事に自ら参加していました。パソコン部員として、毎回の活動に積極的に参加し、文化祭に向けて日々努力しています」

高校時代には一時的に不安定な精神状態になったが立ち直り、卒業後には自ら職を求め、清掃の仕事をインターネットで探して応募した。パート従業員として採用され、都内で清掃作業をしていた。職場の人間関係は面倒だったが業務は楽であったと話し、仕事ぶりはきちんとしていた。

このようにまったく粗暴な面を持たない彼が、突然前触れもなく家族に刃をむけて殺害し、その遺体を切り裂いた。彼は犯行の理由について「自分が変わる手段としてあり得る」「無差別殺人は難しいので消去法で家族を選んだ」と述べた。事件の当日については、「感情的にはならず冷静だった。痛がっていたので一気にカタをつけた。解体も『作業』だと思ってやった」と、冷静に振り返っている。

豊川の事件を取材したノンフィクション作家の藤井誠二は、不条理な少年犯罪について次のように述べている（THE PAGE　2015年2月9日17時13分配信）。

「少年や少女たちは、普段は鬼畜で野獣のような人間ではなかった。その、『人を殺してみたかった』という『冷酷な合理性』は、ある意味で、人間がそもそも備えている不条理な部分なのではないか、と。彼らの言葉を病理の範疇に入れて社会から切り離さないこと。彼らの悪びれない姿を、心や感情を制御できない様を、真正面から受け止めること。そこから出発し、我々の社会に何ができるかを考えていく。こうした視点から見えてくるものも、きっとあるはずである」

初回の精神鑑定を担当した小田晋の意見は、新聞紙上で次のように述べられている。

「こうした問診結果や少年の状態を見て小田教授は、今回の事件を少年が自己実現や存在証明のために起こした犯罪と分析。少年には感情の動きが乏しい『情性の欠如』が認められるとした。そのうえで『人格障害だったが、心神喪失や心神耗弱の状態ではなかった』と鑑定書で結論づけた」(「毎日新聞」2000年12月27日付中部朝刊)

小田氏は、家裁が認定した、少年がアスペルガー症候群であることを否定し、その上で「少年は事態を認識して、自分の行ったことに責任を取るつもりでおり、きちんと法の裁きを受ける方が本人のため。犯罪抑止のためにも逆送すべきだった」と家裁の決定を批判したのであった。この見解に、私も賛成である。

佐世保小6殺人事件

ここでもう一件、発達障害が関連するとみなされた少年事件を取り上げたい。

2004年6月1日の真昼中、長崎県佐世保市の公立小学校で、6年生の女子児童が同級生の少女にカッターナイフで切り付けられて殺害された。この事件は、小学校を舞台にした女子児童による同級生の殺人事件であったため、大きな衝撃を持って報道された。

当日、加害少女Aは、午前中の授業が終わった後、被害者を学習ルームに呼び出した。カーテンを閉めて椅子に座らせ、手で目を隠して背後から首をカッターで切りつけた。被害者の首の傷は深さ約10センチ、長さ約10センチという大きなもので、左手の甲には、骨が見えるほど深い傷がみられた。少女は犯行後、15分あまり現場にとどまり、被害者の様子をじっと見ていた。事件について「朝日新聞」は次のように伝えている。

「『命の大切さ』を教えるはずの学校で1日午後、子どもが命を落とした。亡くなったのは、長崎県佐世保市の市立大久保小学校6年の御手洗怜美さん（12）。カッターナイフで切りつけたとして補導された同級生の女児（11）は、謝罪の言葉を口にしているという。仲良しだったという2人の間に何が起きたのか。娘を亡くした父は涙ぐみ、周囲の人たちはあまりに大きな衝撃に言葉を失った」（2004年6月2日付朝刊）

被害者の怜美さんは、事件の2年前に父親の異動に伴って長崎市から転入した。被害者の父は毎日新聞佐世保支局の支局長を務めており、御手洗さん一家は支局のビルの3階を自宅として使用していた。

当時は、御手洗支局長、中学校3年生の次男、小6の怜美さんの3人暮らしであり、長男は他県の大学に在籍中で同居はしていなかった。母親は、3年前に癌で亡くなっていた。

事件が起きた大久保小学校は1学年1学級30人あまりの小規模な学校であった。怜美さんと少女Aは、元々仲の良い友達だった。2人は校内のミニバスケット部に入り、一緒に練習をしていた時期もあった。しかし怜美さんは多忙な父を手伝うため、2004年の春にミニバスケット部を退部し、少女Aも間もなく部を辞めている。

0時15分頃、6年生の教室で給食の盛りつけが始まった。しばらくして担任の教諭が、2人の不在に気付いた。その時、廊下を見ると、血まみれになった少女Aが立ちすくんでいた。教諭が「どこをケガしたんだ?」と尋ねたが、少女Aは「私の血じゃない!」と叫び、さらに問いただすと、同じ3階にある学習ルームの方向を指さした。

慌てて担任教師が駆けつけると、怜美さんが部屋の入り口付近にうつぶせの状態で倒れていた。室内には、カッターナイフの折れた刃が落ちていた。この時の状況を、担任教師は次のように述べている。

「彼女の周囲は文字どおり血の海でした。すぐに駆け寄ったのですが、最初に目に入ったのがバックリと切れた手の甲でした。左手です。手の甲から指のつけ根にかけてが扇形に割れていて、骨まで見えている状態でした」

「彼女の体からは夥しい量の血が溢れ出し、止血のために手を持ち上げたものの、実際はもう出る血もないような状況でした」

加害者のパーソナリティ

加害者の少女Aは、市内の山の上にある小さな集落で生活していた。彼女は全校の中でも数少ないバス通学者だった。近所に商店もない辺鄙な場所だった。彼女の家には少女専用のネットに接続されたパソコンがあり、自分でネット上にブログを開設していた。

少女Aの父親は35歳で脳梗塞を発症したため、仕事ができなかった時期が長く、母親と祖母がパートに出ていた。父親はイライラしやすく、少女に暴力を加えることがたびたびあったという。酒を飲んで殴ることもあった。

父親は彼女に対して過干渉で、友達まで激しく叱責することもあった。また母親は周囲の人から変わり者とみられており、無表情で、保護者間の付き合いはほとんどなかった。

ある保護者によると、同級生の児童が少女Aの家にいき、一緒にパソコンで遊ぶことになった時、同級生がパソコンに手を触れたとたん、父親は血相を変えて、「遊んでいいかどうか聞かないで、なぜ触るんだ！」と怒鳴りつけたという。

少女Aは、小説『ボイス』と『バトル・ロワイアル』のファンだった。『バトル・ロワイアル』を模倣して、自ら小説を執筆したこともあった。彼女は被害者とは仲が良く、他の子を交えた交換日記を複数行っていた。

少女Aの行動面に、5年生までは特別大きな問題はみられていない。表面的には、おとなしく目立たない児童であった。次はあるクラスメートの保護者の発言である。

「本当におとなしくていい子の典型だったんですよ。クラスメートを悪くいうこともないし、変な行動をするわけでもなかった」

ミニバスケット部の活動にも、熱心に取り組んでいた。以下は、彼女がブログに記載した文章である。素直に楽しんでいるのがわかる。

「レギュラーに入れてよかったｖ」「八幡小、早岐小とやって、どっちとも勝ちました☆」

「試合は・・・結構カットしたりシュートしたりしましたｖ」

ところが、5年生の終わり頃から、特にはっきりしたきっかけもなく、精神的に不安定になることが多くなった。些細なことで逆上し、暴言を吐き、カッターナイフを振り上げる行動も起こしていっている。少女Aはクラスの中で次第に孤立していった。事件からしばらくして、5年時の担任の女性教師は、次のように述べている。

「あの子の素直な笑顔と、事件が重ならないんです（中略）彼女に感情の起伏はあったんですが、すぐにカッとする子というのはほかにもいました」

「ふたりがけんかするとは思えないんです。交換日記もしていましたし、ふたりで小説を書いたりもしていたようです」

事件の数か月前まで、少女Aに重大な行動上の問題はなく、また明らかな精神変調もみられていない。6年生になってから粗暴な言動は増えたが、担任の教師は「遅刻も少なく、授業中も率先して手をあげて質問する積極的な生徒」と変調を認めていない。

事件のきっかけ

5月下旬、子供同士ふざけあって怜美さんが少女Aをおんぶしたとき、少女Aに「重い」と言ったところ、少女Aは腹を立て「失礼しちゃうわ」と言い返した。

その後、怜美さんは自分のウェブサイトにこのやりとりについて、「言い方がぶりっ子だ」と書きこんだ。それを見た少女Aは、怜美さんのパスワードを使ってその記述を削除した。しかしその後、再び自分を非難する書き込み（「荒らしにアッタんダ。マァ大体ダレがやってるかヮわかるケド」）をされて、少女Aは怜美さんに殺意を抱くようになったとされている。

少女Aは、怜美さんを含めた同級生達と手書きの交換日記をいくつか続けていたが、ここでも同時期にトラブルがあったため、他の児童から距離をおかれるようになった。これは少女Aの表現を他の子供がまねしたことに対して、彼女が強い怒りを示したことがきっかけだった。

この頃、少女Aは姉の会員証を使って映画『バトル・ロワイアル』をレンタルショップから借り、何度も視聴した。事件の1週間前、同級生の男子が少女Aにカッターナイフを振りかざされるというエピソードもあった。

事件当時、少女Aが『バトル・ロワイアル』に熱中していたことがマスコミに大きく取り上げられたが、これは必ずしも特別なことではなかった。当時はこの小説のファンの間でオリジナルのバトル・ロワイアルの作製が流行していた（現在でもネット上で、多数の

「オリバト」のサイトを閲覧することが可能である）。

犯行の動機について、少女Aはウェブサイト上の掲示板に肥満を中傷する内容を書かれたことを挙げた。しかし、少女Aをよく知る第三者は、客観的に言ってそのような身体的特徴はなかったと話しているし、実際、彼女はほっそりしたきゃしゃな体型であった。

この事件は、小学生による同級生の殺人事件ということで、マスコミでも大きく取り上げられた。また、犯行の動機が不可解で納得できないとして、議論の対象となった。被疑者の年齢は11歳であったため、彼女の処遇は家庭裁判所に一任された。家裁では精神鑑定が施行され、その結果に従って審判が下された。

家裁の審判

ここでは、家庭裁判所の審判の結果を検討したい。審判に記載された文章には、公表されていない精神鑑定の文言が流用されているようである（以下、審判の文章は朝日新聞西部本社編著『11歳の衝動　佐世保同級生殺害事件』雲母書房より引用）。

家裁は犯行の「動機」について、「女児は、被害者が交換ノートやホームページ上に記載した内容を見ているうちに、自分のことを馬鹿にし、批判していると感じて怒りを募らせ、殺害しようと決意した」としている。これが事実であれば、犯行は短絡的、衝動的なものであったことを示している。こうした意味においては、この犯罪は不条理で不可解なものではなく、単なる「激情」による殺人と考えられる。

少女Aの人格特性については、次のように断定している。

「幼少期より泣くことが少なく、おんぶや抱っこをせがんで甘えることもなく、一人でおもちゃで遊んだり、テレビを見たりして過ごすことが多いなど、自発的な欲求の表現に乏しく、対人行動は受動的であった」

「自分の欲求や感情を受けとめてくれる他者がいるという基本的な安心感が希薄で、他者に対する愛着を形成し難かった（中略）愉快な感情は認知し、表現できるものの（中略）怒り、寂しさ、悲しさといった不快感情は未分化で、適切に処理されないまま抑圧されていた」

これらの記述は、精神鑑定を引用したものであろうが、少女Aは対人関係が苦手で、自らの感情をうまく処理する能力もなかったということになる。

だが、こうした断定は一面的である。なぜなら、5年生の終わり頃まで彼女の友達関係に大きな問題はなく、クラスへの仲間入りも普通にできていたからである。さらに、彼女の対人関係は一貫して問題がみられたわけでなく、「屈曲点」が存在していた。「自分の欲求や感情を受けとめてくれる他者がいるという基本的な安心感が希薄」という記述が意味しているのは、少女が家族から愛情を持って育てられなかったという事実である。少女の対人関係が希薄で「他者に愛着を形成しにくい」傾向は、必ずしも本人側の問題とは言えない。

むしろ、彼女の家族関係、とくに父親からの虐待の経験の影響が大きいと考えられる（母親からネグレクトされていた可能性もある）。虐待の被害者が、アスペルガー症候群に類似した対人関係の障害を示し、誤診されることは珍しくない。

これらの点からも、少女Aに対する家裁の審判、あるいは精神鑑定の見解は、偏った一方的な見方であることがわかる。少女の問題は家庭環境の影響が大きいものであり、本人の「病理」とは言えない。さらに家裁は、彼女の特徴について以下のように述べている。「例えば相手の個々の言動から相手の人物像を把握するなど、断片的な出来事から統合されたイメージを形成することが困難であるため、他者の視点に立って、その感情や考えを想像し、共感する力や、他者との間に親密な関係をつくる力が育っていない。

また、聴覚的な情報よりも視覚的な情報の方が処理しやすい特性により、聴覚的な情報が中心となる会話によるコミュニケーションでは、文脈理解などの不器用さが際立ち、発話者の意図を理解して返答したり、自分の気持ちをうまく表現したりすることができなかった。このような女児の不器用さは周囲に気づかれておらず、家庭でも学校でも女児の表現できない思いが酌み取られることはなかった」

これらの記述は、少女Aがアスペルガー症候群かそれに近い状態であると「診断」し、その診断に基づいて記載されている。ここで述べられている特徴は、アスペルガー症候群あるいは、ASDによく認められるものである。

しかしながら、少女Aは実際の生活の中で、「他人の立場にたってものを考えることができなかった」のか。あるいは「他人と共感することが困難であった」のだろうか。「このような女児の不器用さは周囲に気づかれておらず」という記述からわかることは、少女のASD的な特徴はもし存在していたとしても、ごく軽微なものであった点である。

こうした議論は抽象的になりがちである。「対人関係」や「共感性」を問題とするなら、具体的な生活の場面について検討する必要がある。注目するのは、次のような点である。

・だれかに微笑んで話しかけることができるか

・個人的に親しい同年代の友達がいるか

・友達と楽しいことを一緒にすることができるか
・なじみのない大人から話しかけられても、適切に対応できるか

少女Aの日常生活について十分な情報は公開されていないが、少なくとも彼女には、被害者を含めた同年代の友人がいたし、交換日記やチャットなどで仲間と交流もしていた。また怜美さんの父親に連れられてドライブに行ったことも報告されており、対人関係に大きな問題があったとは言えない。家裁は、次のように続けている。

「怒りを認知しても、感情認知自体が未熟であることや社会的スキルの低さのために怒りを適切に処理することができず、怒りを抑圧・回避するか、相手を攻撃して怒りを発散するかという両極端な対処行動しか持ち得なかった。そのために、徐々に同級生らから『怒ると怖い子』として評されるようになった」

「以上に述べた女児の特性などは、いずれも重篤ではなく、何らかの障害と診断される程度には至らない。また、女児のこれら特性は、人生のある時期から生じた何らかの狭義の精神病性の認知や情動の変化とは考え難い。従って、統合失調症をはじめとする精神病性の障害の存在は否定される」

この文章にみられる「怒りを適切に処理する」とは、どのような意味合いなのだろうか。

小学生の少女が、自分の怒りをコントロールできないからといって、不思議な事態とは思えない。むしろ、自分の感情をうまく処理できないことの方が、この年齢の子供らしい。

犯行への経緯については、以下のように述べられている。

「女児は認知面・情緒面に偏りがあり、不快感情、特に怒りについては回避するか、相手を攻撃するかという両極端な対処行動しか持たない人格特性を有し、傾倒していたホラー小説などの影響で攻撃的な自我を肥大化させていた。会話でのコミュニケーションが不器用な女児にとって、交換ノートやインターネットが唯一安心して自己を表現し、存在感を確認できる『居場所』になっていた」

「被害者は、女児がオリジナリティーやルールへの強いこだわりから、女児の表現を無断使用するなと注意してくることに息苦しさや反発を覚え、反論を交換ノートに記載し、ホームページに、名指しを避けながらも女児への否定的な感情を直接的に表現したとみられる文章を掲載した（中略）女児はこれを『居場所』への侵入ととらえて怒りを覚えて攻撃性を高め、被害者に対する確定的殺意を抱くに至り、計画的に殺害行為に及んだ」

次は犯行後の経過についてのコメントである。

「自らの行為を振り返り、内省する時間と機会を十分持った。その中で女児なりに努力する様子を見せたものの、現在も被害者の命を奪ったことの重大性や、その家族の悲しみを実感することができないでいる」

「女児が贖罪の意識を持ちがたい背景には、殺害行為に着手した直後に解離状態に陥ったことで、自分の行為に現実感がなく、実行行為の大半の記憶が欠損していること、処理しかねる強い情動には目を向けないようにして抑圧する対処が習慣化していることなども指摘されよう」

　家裁が主張するように、少女Aは「殺人」という行為の重大性を認識していなかったのであろうか。あるいは、自分の行動に対する悔悟の気持ちがないと断定できるのだろうか？　謝罪を言葉にしないから、あるいは後悔している素振りを見せないからというだけで、家裁のように決め付けるのは、表面的で底の浅い議論である。

　人間は心の中の思いを口にするとは限らないし、感情が態度にすべて表れるわけでもない。これは子供の場合も同様である。事件の後、少女Aは徹底的に外部に対して心を閉ざしていたのである。家裁は、このような基本的な点を理解していないか、無視している。

　少女Aの家庭環境については、次のようにコメントされている。

「女児が2歳の誕生日を迎える直前ごろ、父親が長期間入院し、父親の関心は闘病生活と就職に、母親の関心は夫の病状や就労に向かわざるを得なかったという不幸な出来事があった。とはいえ、両親の女児への目配りは十分でなく、両親の監護養育態度は女児の資質上の問題性に影響を与えている。

両親は、女児の資質上の問題性や自己らの養育態度に不十分な点があったことなどに理解を深め、改めようとする態度に変化しつつあるが、直ちに改善されるとは考えられない」

家裁は家族関係の問題点を指摘し、少女Aに対して自立支援施設への強制収容を決定した。さらに、人に共感したり、親密な人間関係を築いたりするための社会的スキルが不十分であるため、集団的処遇ではなく、個別処遇が必要であるとした。精神医学的には、少女Aは広汎性発達障害の可能性が指摘されたが、診断基準を満たすまでの顕著な症状はないと認定された。

その後の少女Aは、栃木県氏家町（現・さくら市）にある「国立きぬ川学院」の特別室に収容された。きぬ川学院は全国に58ある児童自立支援施設の中で唯一の女子専用で、強制的に行動の自由を制限できる設備（外部から鍵のかかる個室など）を備えていた。精神科医や専門員が常駐し、個別指導を通して、人間関係や社会性を身につけるよう支援することを目的としている。

草薙厚子氏は、少女Aは、きぬ川学院における再鑑定において、アスペルガー症候群と診断されたと述べているが、これは確認できる情報ではない。

アスペルガー説の流布

一方で、マスコミではこの事件をきっかけに「不可解な少年犯罪＝アスペルガー症候群によるもの」という見解が広まったこともまた確かである。

彼女の診断を再検討してみよう。このアスペルガー症候群という診断は、妥当なものなのだろうか。他の章でも述べたことであるが、アスペルガー症候群の診断には、次の2つの症状が必要である。第1は、「対人的コミュニケーションの障害」であり、2番目のものは、「常同的、強迫的な行動パターン」である。

少女Aは、コミュニケーションが得意とは言えなかったが、5年生の終わり頃までは、はっきりした不適応はなかった。周囲の大人や生徒たちとは安定した関係を築けていた。

アスペルガー症候群でみられる対人関係の障害は、生来の特徴であり、発達の途中で出現するものではない。小学5年まで周囲となじみ不適応もみられなかった少女Aに、アスペルガー症候群の「対人関係の障害」の診断基準を満たす特徴は見いだせない。さらに、少女Aについて、「常同的、強迫的な行動パターン」はまったく言及されていない。この症状については、DSM-5の診断基準においては、次のような例があげられている。

・おもちゃを一列に並べたり物を叩いたりするなどの単調な常同運動
・反響言語、独特な言い回し
・小さな変化に対する極度の苦痛
・移行することの困難さ
・柔軟性に欠ける思考様式
・儀式のようなあいさつの習慣
・毎日同じ道順をたどったり、同じ食物を食べたりすることへの要求
・一般的でない対象への強い愛着または没頭
・過度に限局したまたは固執した興味

現在、手に入る資料の中には、少女Aにこのような症状がみられたことを示すものはない。つまり、少女Aには重要な2つの症状である「対人関係の障害」も「常同的、強迫的な行動パターン」も認められず、アスペルガー症候群とは診断できないのである。

それでは、なぜ彼女は同級生を殺害したのであろうか。その動機が不可解であったため、さまざまな憶測が持ち出された。しかし、その謎解きに障害や疾患を持ち出す必要はない。彼女は単に「暴発」したのだ。

冷たい家庭において父親からの暴力やネグレクトのため、彼女は心理的に孤立していた。学校ではクラスメートとの間でなんとかバランスを保ってはいたが、思春期に入ろうとする年齢において、些細なトラブルをきっかけとして突然何もかも耐えられない気持ちとなる時期が来ることは珍しくない。

わけもなく、苛立たしい。周囲がすべて敵に見えるし、自分一人が不幸なように思える。そういうときには、ちょっとの言葉でも被害妄想的に受け取ってしまい、そのエピソードは長く心に沈殿する。そして、衝動的になった彼女は、殺人まで一気に突き進んだ。

実はこうした子どもによる殺人事件は、過去には頻繁に起きていた。「少年犯罪データベース」および『戦前の少年犯罪』（管賀江留郎、築地書館）によれば、少年による殺人事件は、戦後は一時期年間300〜400件にも及んでいた（最近は50〜100件程度）。その多くは衝動的、短絡的な殺人事件であるが、小学生による殺人事件も珍しくはなかった。佐世保の事件は、昨今では比較的まれな小学生が加害者となった殺人事件であったため、周囲もマスコミも過剰に反応し、アスペルガー症候群という病名をつけることによって納得しようとした。だが実は、さほど珍しくはない子供の「暴発」によるものであった。

この事件に関しては、作家の森達也氏のコメントが秀逸である。

「メディアは何をこんなに大騒ぎしてるんだろう、というのが、ぼくの最初の感覚でした。『ふーん、子どもが子どもを殺したのか。だから？』という感じ。もちろん頻度は多くはないかもしれないけれど、謎などどこにもない。子どもは未成熟だから衝動に走りやすい。ショッキングだったことはわかるけれど、でもむしろ、とても普遍的な事件という気がするんです」（『佐世保事件からわたしたちが考えたこと』岡崎勝ら編、ジャパンマシニスト）

本章では、マスコミにおける誤ったアスペルガー症候群のイメージと、誤った診断に基づいて重大事件がアスペルガー症候群に関係づけられている2つの殺人について検討を行った。もちろん、アスペルガー症候群やＡＤＨＤの患者が重大犯罪を起こすこともあるが、その場合は、疾患や障害の特性と事件の内容が密接に関連しているものが多い。そのような事件については、次章で述べたい。

第７章　発達障害と犯罪

助長されてきた偏見

前章では、特に少年事件における被告人の刑罰減免のために「発達障害」という病名が濫用されている実態について報告した。これによって、発達障害、特にアスペルガー症候群という用語は広く世の中に広まった。一方で、発達障害に対する偏見を助長したことも否定できない。本章においては、発達障害と犯罪、司法について、さまざまな視点から検討を加えるとともに、実際の症例について紹介したい。

一般に発達障害と犯罪との関係については、ＡＳＤとの関連が強調される傾向がある。過去の研究においては、ＡＳＤ、およびＡＤＨＤの犯罪率については、一般の人より高率であるという報告と、ほぼ同等であるというものがあり、明確な結論は得られていない。これには、前章で指摘したような診断に関する曖昧さという問題が影響を与えている。

この数年、発達障害の概念が次第に浸透してきたため、一般の刑事事件においても、また少年事件においても、発達障害の特性について、検討されるケースが多くなっている。だが、発達障害の概念が正しく認識されていなかったり、あるいは診断が過剰になっていたりと、問題点も数多い。最近も、明らかな統合失調症患者であるにもかかわらず、精神鑑定ではアスペルガー症候群と診断されていたケースを見て愕然としたことがある。

被告が発達障害の特徴を持つ場合、特にASDにおいては、犯行の内容において、奇異な動機や犯行の方法がみられることがある。また、ASDにおいては、社会性、コミュニケーションの障害により、捜査段階や法廷での言動が感情を込めずにぶっきら棒であることが多く、「反省の情がない」と否定的に評価されやすい。さらに、彼らは「状況」や「場の文脈」を理解することが苦手なため、裁判上の有利不利を意に介しなかったり、捜査側の誘導に沿った供述をしたりしやすい傾向も指摘されている。

しかし、多くの精神科医においてさえ、いまだに発達障害に対する知識や臨床経験が不足している現状においては、司法当局者に十分な理解を求めることは困難であろう。また裁判員裁判においては、医学にも司法にも素人である裁判員にはさらに負担が大きく、判決が偏りのある内容となりかねない。

ＡＳＤと犯罪

ＡＳＤというだけで犯罪傾向が高いと決めつける主張は明らかに誤っているが、ＡＳＤの人の犯罪が奇妙で常識的な理解から外れていることは少なからずみられる。この点は、ＡＳＤの本来の特徴と深く関連していると考えられる。

ＡＳＤにおいては、年齢に応じた社会性や共感性が獲得できていないことが多く、日常生活においては、常識的な対応ができないことによって社会の様々な場面で困難な状況を呈しやすい。犯行の内容についても、常識的な動機ではなく、独自の思考過程やこだわりが原因となることも少なくない。

児童精神科医である十一元三京都大学教授は、ＡＳＤと犯罪の関係について、犯罪の動機を以下のようにパターン分けしている。

①　社会性・コミュニケーションの障害の影響により社会規範意識がほとんど形成されておらず、興味に導かれたり、他者の教唆によって非行に該当する行動に及ぶもの

②　自閉症スペクトラム障害にみられる随伴特性の中の、パニックが社会的問題行動と関連するもの

③　障害を背景として本人にトラウマ的記憶が形成され、これを連想させる事柄に出会ったことから不穏やパニックに陥り事件化するもの（二次災害型）
④　精神科的合併症・併存障害の影響によるもの
⑤　成人になり密度の高い対人状況に適応できず困惑状態に置かれ、反社会的行動を起こすもの

これらの中で、ＡＳＤの特徴がよく表れているものとして、①と②があげられる。③については、日常臨床の現場においても、しばしばみられる。これはパニック障害にみられるパニック発作とは異なり、状況に適応できずに突然陥る混乱状態を意味する。

この「パニック」には、興奮状態から予測外の事態に対する混乱状態まで幅広い内容が含まれる。また思春期以降において、頻度は高くないが、ＡＳＤにおいても幻覚妄想状態、解離状態などを示すこともあり、これらが犯行に結びつくこともある。

一般にＡＳＤにおいては、刑事司法において完全責任能力が認められることが多く、ＡＳＤの存在が減刑の対象と判断されることは少ない。もっとも、量刑において、特に少年犯罪では、前章で述べたように情状酌量の要件として考慮されることは珍しくない。

レイプ事件を起こしたASDの一例

ここでは、レイプ事件の加害者となったアスペルガー症候群の男性例Pについて検討をしてみたい。この事件においては、犯行にASDの症状が深く関連していた。加害者は26歳の男性Pで、ネットで知り合った女性を脅迫した上で暴行を加えたために逮捕された。

検察によれば、犯行の内容は以下のようになる。

「被告人はSNS上のチャットで知り合った女子を姦淫しようと企て、X日午後5時頃、三重県河川敷において同女に対し、おれの言うとおりにできるかと申しつけ、同女がこれを拒むや、逆上して語気鋭く脅迫し、抑圧した上、強いて同女を姦淫し、引き続きその頸部を絞めつけるなどの暴行を加え、その反抗を抑圧し、同日午後8時頃、ホテルに同女を連れ込み、語気鋭く脅迫し、腹部を手拳で殴打し、頸部を絞めつけるなどの暴行を加え、その反抗を抑圧した上、強いて同女を姦淫した」

（注）この症例の詳細な内容については、『精神鑑定と司法精神医療』（加藤進昌・岩波明編、批評社）を参照して頂ければ幸いである。

本件では精神鑑定が行なわれたが、Pが語る経過と、両親の供述による本人歴は、内容的に著しく異なっていた。両親の話によれば、幼少時には病弱で運動発達に遅れが認められた。養育環境には特別なものはなかったという。これに対してPは、両親から虐待やネグレクトを受け続け、そのために家出を繰り返していたと述べている。

また、両親によれば、小児期からパソコンに強い興味を示し、簡単なプログラムを作成できた程度だったという。だがPは、その腕前はアメリカからインタビューを受けるほどの卓越したものであったと主張している。

Pによると、小学校に入学後、親からの虐待や学校でのいじめを受けながらも育ち、自らネット上で女性に対して「カウンセリング」を行い、プログラミングやレタリング、取材のアルバイトで収入を得ていたと述べている。一方、両親は、そのような事実はなかったと否定した。

Pによれば、思春期の活動として、音楽のプロ見習いとして収入を得たり、イラストで高評価を得たり、剣術と琉球空手を極めるといった華々しい内容を述べている。一方で両親の供述によると、高校はサポート校に進学したが、ほどなく不登校となり、この頃からネットに没頭し、昼夜逆転の引きこもりに近い生活を送るようになった。

思春期以降、Pの話では、サウンドクリエイターとして独立、イラストの能力は美大に推薦を受けるほどで、さらに100人以上の悩みを持つ女性にカウンセリングを行なうなどの活動を行なっていた。青少年保護条例違反や強姦未遂で逮捕されたこともあるが、これらはまったく冤罪で、その後チャットで知り合った女性と自宅で同棲し、婚姻届も出すまでに至ったが、両親の妨害で失敗したという。

これに対して両親が供述する内容によれば、この時期、引きこもり、暴力、依存といった日常生活の問題と、性的な問題行動が頻繁に顕在化した。Pが青少年保護条例違反で逮捕された際には医療少年院へ入所したが、まったく改善はみられなかったという。

パソコンやミニカーへの異常な執着

Pは３歳頃から運動発達の遅れが認められ、同時期から物事に対するこだわりがみられた。幼児期から小児期において非常におしゃべりだったが、話は一方的で、大人ばかりと話して同世代の子供との交流はほとんどなかった。パソコンやミニカーといった特定の対象に対する異常なまでの興味と執着がみられた。

対人関係の障害は幼少期には目立たなかったが、小学校の頃からは「変わっている」「冗談が通じない」と友達に評され、いじめも受けるようになった。気にいったビデオを何十回も繰り返し見るといった、限定したものへのこだわりは持続していた。

中学校に進学後も友人はできずに、2年生時から登校拒否となった。この頃には物事へのこだわりはさらに著しくなり、儀式的な行動や両親への暴力も出現した。生活は昼夜逆転し、テレビゲームに熱中する日々を送るようになった。

高校に進学後もネット、特にチャットや掲示板に没頭し、そこで彼の言うところの「カウンセリング」を頻繁に行ったという。両親への要求は徐々に拡大して高価なオートバイを無理やり購入させたり、母親をテレビゲームに一晩中つき合わせ、嫌がると暴力を振ったりすることもみられている。

物事へのこだわりは、この当時にも出現していた。CDを開封するときには、時間を決めてピッタリに開封することに執着した。何か自分にとってよいことがあると、翌年の同じ日に、その場所に同じ服を着ていくことにこだわった。些細な言葉の行き違いというだけの理由で、何時間も母親と議論をすることを繰り返した。

母親はスクールカウンセラーや医師に相談をし、アスペルガー症候群の可能性が指摘されたが、実際の介入は行われずに、本人は、両親、特に母親に支配的で依存的な態度を取り続けた。

高校3年生頃からは、前述のような事実とは異なる華々しい生育歴を繰り返して主張するようになり、チャットで知り合った女性と頻繁に交流を持つようになった。18歳時、未成年の少女に猥褻行為をしたために逮捕され、医療少年院に入所となる。入所中に広汎性発達障害（自閉症スペクトラム障害）の診断を受けたが、十分な治療は行われなかった。

医療少年院を退所後は、再びネットにのめりこみ、チャットで知り合った女性に対する強姦未遂事件を起した。だが本人は、自らの罪を認めようとしなかった。いったん釈放されてからは、やはりネットで知り合った女性と婚約、同棲するが、社会的には孤立したまま、ネットに没頭する毎日を送り続けた。

今回の犯行後、警察で厳しい尋問を受けた後に声が出なくなるとともに、歩行が不能となった。その状態は、逮捕から数年間も持続していた。

アスペルガー症候群との診断

診察時、Ｐの態度は超然として拒否的で、表情の変化は乏しかった。会話や筆談でのコミュニケーションは非常に迂遠で、ルールや言葉づかいに著しくこだわり、言葉を字義どおりにとらえる傾向が強いため、なかなか本題に入ることができなかった。

また、コンピューターやオートバイなどの限定した話題のみに執着し、今回の事件については話そうとしなかった。誇大的で揺るぎのない自己イメージと、明らかに事実と異なると思われる空想的な生活歴を好んで主張し、医師が疑いを持って接すると、質問に答えなくなることもみられた。

精神症状としては、対人関係や社会性の障害や行動に関するこだわり、限定的な興味が幼児期、小児期から継続して認められている。その後、周囲の環境が複雑化するにつれて、ネットへ没頭するようになり、周囲との関係性がさらに希薄になった。同時に、母親への強い依存と、誇大的な自己像への傾倒が顕著となった。以上のことより、この症例の診断は、アスペルガー症候群と考えられる。

犯行については、被害者の供述と本人の供述の内容が著しく異なり、また、目撃証言もないため、事実関係そのものが曖昧であった。ただ、本人の供述からは、犯行時および現在のいずれにおいても、いわゆる責任能力は障害されていなかったと判断された。

今回のエピソードは、ネット上の対人関係を現実生活に持ち込み、それを相手に強要したために事件化した。その背景には、この症例の社会性の障害や現実世界における対人関係の障害が存在している。

鑑定時の筆談においては、細かい字で自分の主張をびっしりと記載し、医師がその内容をしっかり読んで、それぞれに返答しないと、次の話題に進むことができなかった。途中からコンピューターを使いながらの面接を行ったが、これは本人がテキストファイルの形で手紙を医師に渡し、医師がそれに答えるというスタイルをとっていた。

ただし、手紙の内容は、自分の興味あるコンピューター関係のものだけで、事件についての質問にはほとんど答えようとしなかった。彼の手紙は、ウィンドウズについての話が中心で、毎回膨大な量を渡してきた。Ｐは結局最後まで犯行時の状況は一切話さないという態度を崩さなかったが、そうした中で、辛うじて次の供述を行った。

「自分のサイトでルール違反をしている女性がいたので、注意をするために会うことになった。彼女とは仮契約が済んでいた」という。この仮契約というのは、本人が自らホームページでうたっている対人的な契約である。

「当時は、徹夜続きで疲労が強く、感情の揺れもひどかった。彼女と会った時には、感情が高ぶったり、意識が飛ぶことはあったかもしれない。状況については覚えているし、暴力は絶対にふるっていない」

「被害者の態度も拒否的なところは一切なかった。ホテルには行ったが、彼女はついてきたわけであるし、もし警察に連絡するのであれば自分が寝ている間に電話するなどいくらでも方法はあったはずである」

「ただ、ホテルに行ってから急に心変わりしたとは考えにくいので、最初から警察に連絡するつもりはあったのではないかと思う」

この主張が事実であれば、最初はPと被害者の関係は良好であったにもかかわらず、リアルな両者の接触の中で関係性の変化が起こったと推測される。

思春期以降のPは、対人関係が構築できないために引きこもり状態となり、その後、ネットに没頭するようになった。チャットの中で展開される人間関係は、「対面しない、空気を読まなくてもよい」という、本人にとって居心地のよいものであった。

ネット上では、本人は、カウンセリング能力やドラマチックな生育歴、卓越した才能を有した希有な人物として振舞い、また自らのホームページ内でチャットルームを開き、自分で決めたルールを守らない相手は排除することを行っていた。

Pは、実際はそのような能力はないにもかかわらず、カウンセリングを希望する女性と契約を行い、実際に会う約束を取りつけていた。ただし、現実には、本人は両親に経済的に依存して引きこもり生活を送る状態のままであった。

Pは卓越した能力を現実世界でも持っていると確信しており、そのような確信を現実世界の対人関係に持ち込み、ネット上でつくった自分自身の独自のルールを他者にも通用させようとして被害者に接しているうちに、被害者と本人の思惑が急速にすれ違っていき、今回の犯行に至ったものと思われる。

ADHDと犯罪

ADHDについては、診断基準の中に「衝動性」が含まれていることからわかるように、攻撃的な暴力を示すケースも存在している。ADHD患者はしばしば向こう見ずであり、衝動的な問題行動を起こすことも珍しくない。だが多くの場合、彼らの行動にはもっともな理屈があり、病的な信念に基づくケースはまれである。

成人に達したADHDの患者は、多動症状は自ら自覚して抑制していることが多い。その一方で、衝動性はうまくコントロールできないケースをみかけることがある。

ある20代の会社員のケースでは、高学歴で会社での仕事の評価は高かったが、ストレスがたまるとしばしば「キレて」問題行動を起こすことがあった。当初は家族に対して暴言を繰り返すことで収まっていたが、ストレスが高じるとエスカレートし、たとえばタバコのポイ捨てなど、往来で他人がマナー違反をしているのを見逃すことができなくなり、大声で注意するだけでなく怒鳴りつけて口論になることもみられた。

小児から思春期のＡＤＨＤにおいては、他の合併した精神疾患、「行為障害」「反抗挑戦性障害」などの評価が難しいことが多い。その理由として、これらの疾患の症状にオーバーラップが大きいことがあげられている。

以前は、ＡＤＨＤと非行、反社会的行動に直接の関連性が存在すると考えられていたが、最近では、ＡＤＨＤそのものよりも、合併する行為障害などの疾患との関連が大きいという説が有力になっているが、結論は出ていない。

英国のカーンらは犯罪歴のある行為障害の男性１０９例（平均16・3歳）を対象として、ＡＤＨＤの有無によって1年間の再犯率に違いがあるかどうか検討を行った（２０１４年）。その結果、暴力的な犯罪の回数は、ＡＤＨＤ群で１・13回、非ＡＤＨＤ群で１・18回であり、両者に差はなかったとしている。

薬物依存に陥りやすいＡＤＨＤ

ここでは、ＡＤＨＤが関連した犯罪として、「深川の通り魔事件」を取り上げたい。この事件は、犯人である川俣軍司が、覚せい剤による病的な精神状態に陥り、偶然通りすがった4名（2名は幼児）を刺殺した凄惨な通り魔事件である。

川俣は覚せい剤の常習者であり、精神鑑定においては、覚せい剤の乱用に伴う精神疾患（覚せい剤精神病）という診断で心神耗弱と認定された。

一方で川俣は生来のADHDの症状があり、2度の精神鑑定はその点をまったく見落としていた。もし川俣が児童期にADHDであることが認識され適切な治療を受けていたならば、この事件は防げていたかもしれない。

ADHD患者の思春期以降の問題として、アルコール・薬物依存の比率が高いことが知られている。とりわけ覚せい剤は、依存の問題だけでなく、精神病症状をもたらすこともあり、深刻な問題である。

覚せい剤を摂取すると、その直後から大きな自信と意気軒昂な気分が生じ、やがてジェットコースターに乗って宙を舞うような感じが引き起こされる。さらに誇大妄想的となり、無限の力を得て、何事も思いのままに操ることができると感じることもある。しかし一部のケースにおいては、逆に暗く陰鬱な気分に襲われる場合もみられる。

クスリの効果が続くのは、短時間であることが多い。その後に、重い副作用に悩まされることになる。当初は強い倦怠感、不安焦燥感に襲われることが多いが、やがて幻聴や被害妄想などの病的体験が活発となる。この状態を「覚せい剤精神病」と呼ぶ。

症例によってはただ一度の覚せい剤の使用によって、幻聴などが出現するケースもみられる。このような病的な症状は、統合失調症（精神分裂病）にみられるものと区別がつかない。「殺される」「追われている」などという被害妄想が活発となり、激しい恐怖感に襲われることも多い。

深川の通り魔事件

深川の通り魔事件が起きたのは、1981年6月17日午前11時35分だった。現場の江東区森下は現在では住宅・商業地となっているが、かつてはドヤ街が存在し、多くの日雇い労働者が暮らしていた。

川俣軍司は、森下の喫茶店「ロアール」前の路上にいた。そこに通りかかったのは、近所に住む主婦、長野るみ子さんだった。彼女は、ベビーバギーに長男の博明ちゃん（1）を乗せ、長女の統子ちゃん（3）の手をひいていた。

事件の日、簡易宿泊所から出た川俣は、銀座の寿司店に電話をかけた。何としてでも採用の返事をもらわなくてはと思いつめていた。しかし先方からは、ニベもなく断られた。

電話を切ると、被害者の親子が歩いてくるところが見えた。通行人を殺してしまえとヤケな気持ちになった。

惨劇は突然起きた。3人が目の前にきたとき、川俣は持っていた柳刃包丁で長男の腹部を突き刺し、さらにるみ子さんの背中と統子ちゃんの胸を突き刺して、3人を死亡させた。

さらに川俣は、そこから約10メートルあまり離れた「三河屋酒店」前を通行中の二本松美代子さん（33）の腹部などを突き刺し死亡させた。その直後、約15メートル前方の「森下診療所」前を通行中の71歳の女性の腹部を突き刺し、重傷を負わせた。

その後川俣は、中華料理店「萬來」前を通行中の33歳の女性を人質にして、「萬來」の奥6畳間に引きずり込んだ。「萬來」は開店前で客はいなかった。川俣は6畳間にいた店の経営者夫婦と子供に対し、「てめえら出て行け、出て行かないと殺すぞ」と怒鳴りつけた。この夫婦と子どもは、裏口から逃げて無事だった。川俣は、包丁で人質の背中に怪我を負わせて立てこもった。

倒れた子供の母親は、「ロアール」の前に仰向けになり、痛い痛いと苦しんでいた。3歳の女児は倒れて苦しがり、腹部から腸が飛び出して、それを両手につかんで身をよじっていたが、間もなく動かなくなった。寿司店員に変装した刑事たちが、曇りガラス越しに、川俣の説得に当たった。だが、川俣は「つまらんこと言うな、うるさくすると刺すぞ、何人殺しても同じだ」と怒鳴り散らし、説得に応じる様子がなかった。

川俣は人質の女性に命じて、次のように口述筆記をさせて、警察に渡した。その内容からは、被害妄想の存在が示唆される。

「電波でひっついている役人の家族をすぐつれて来い。次に書く寿司店の夫婦を、全員つれて来い。銚子の水産会社の夫婦もつれて来い。半日以内に来なければ人質を殺す。おれがこういうことをしたのも、みんなひっついている役人が悪いからだ。電波でひっついているからだ。人が死んだのも、役人とグルになっておれを苦しめた、寿司店と水産会社が悪いからだ」

午後6時54分頃、川俣が目を離した隙に、人質がガラス戸を開けて調理場の方へ逃げ出した。これを機に刑事たちが調理場奥の6畳間に突入し、柳刃包丁を振りかざして抵抗する川俣を取り押さえた。

落ち着きのない子ども

1952年、川俣軍司は茨城県の海沿いの町で生まれた。町は利根川と太平洋に挟まれたところにあり、県境の利根川を渡ると千葉県銚子市がある。

川俣の父親は東京の下町育ちだったが、終戦後、ここで漁師として生活していた。彼は「昔かたぎでウソがつけない」が、酔うと酒乱の傾向があった。仕事はしじみ採りだった。地元では「しじみ掻き」という。小舟の上から長い柄のついた漁具で川底をさらう。川俣も4、5歳頃は毎日しじみ取りの両親に連れられて、よく船の上で過ごした。

川俣には兄と姉2人と弟がいた。長姉は幼児のとき死亡している。兄は働きながら定時制高校を卒業したが、短気なところがあり、酒の上のトラブルで友人を刺殺し、服役している。この兄も、やはりADHDの特性を持っていたのかもしれない。

子供の頃から川俣は活発できかん坊であった。いたずらをして叱られたり、けんかをすることも多かった。職員室に呼び出されたり、廊下に立たされたりすることもよくあった。

小学校時代の川俣の成績は中の下だったが、落ち着きがなく、衝動的な面が目立った。小学校の指導要録には、次のような記載がある。

「落ち着きなく、注意さんまん」

「落ち着きはまったくなし。友達とけんかをよくする」

「少しのことでも、なぐったりする。また、おしゃべりがはげしい」

「いつもそわそわしておちつきがない。注意されたこともなかなか守れない」

5年生のときの修学旅行では、いたずらが多いという理由で、教師の横に寝かせられた。中学生になってもけんかが多く、ささいなことで怒りっぽくなることがよくみられた。呼びかけても返事をしない同級生を、いきなり殴りつけたこともあったという。中学の指導要録には、小学生のときと同様に次のような記載がある。

「しっかりした態度がなく、礼儀作法、ことばづかいもよくない」

「態度が粗野、落ち着かない。ときどきかっとすることがある」

このように、児童期から思春期にかけての川俣には、明らかに不注意と多動、衝動性がみられており、ＡＤＨＤの診断基準を満たしている。しかし、この川俣の特徴が障害によるものであると認識されることはなかった。

頻繁な転職と粗暴な行動

中学卒業時、教師は高校進学を勧めたが、家計が苦しいため川俣は進学をあきらめた。川俣は銚子大橋をバスで渡り、銚子駅から東京行きの集団就職列車に乗った。川俣が住み込みで働くことになったのは、築地にある寿司店だった。従業員が20名あまりいる大規模な店舗で、築地川の支流に面し、卸売市場からも近かった。川俣は、休日以外は休まずに、真面目に働いていた。

ところが就職して1年目頃から粗暴な行動が目立つようになった。ある年上の同僚が彼のことを生意気だと言っていると聞かされたとき、彼はすぐにその同僚を店の裏に呼び出して、手鉤の柄でいきなり相手の頭を殴りつけた。その後もけんかや粗暴な行為が目立つようになり、他の同僚とうまくいかないこともあったため、3年あまりで店を辞めている。この寿司店は、川俣がもっとも長く続いた職場であった。

次に就職したのは、江戸川区小岩にある寿司店である。70年11月のことで、新聞広告を見て応募した。ここで川俣は半年あまり働いた。この店で働いているとき同僚に紹介され、川俣は刺青を入れた。

その後、川俣は東京周辺の寿司店を転々とした。どこも長続きせず、短いときは数日で辞めている。寿司店以外にも、電気工事店、運送店、看板店などで働いた。ひと月あまりで仕事に飽きて、自分から辞めることが多かった。頻繁な転職や粗暴な行動パターンは、ＡＤＨＤの特徴の一つである。彼はこれ以後も同様の行動を繰り返し、傷害事件などを頻繁に起こすこととなった。

また、78年頃からは覚せい剤を乱用し、その結果として事件の引き金となった精神病の症状が出現している。前述したように、ＡＤＨＤの思春期以降の問題として、アルコール・薬物依存がみられる比率が高い。川俣の場合も、このようなＡＤＨＤの特徴が当てはまっている。

仕事については、多くの場合、川俣の言動が粗野で乱暴であったため、あるいは勤務態度が不良のために解雇となっているが、本人は自らの非は認めず、雇い主や従業員が誰かに圧力をかけられて川俣に嫌がらせを行ったためであると主張することがみられた。このような川俣の態度には、覚せい剤による被害妄想などが関係していたと考えられる。

事件へ

傷害事件を起こした川俣は府中刑務所で服役し、79年11月に仮出所したが、覚せい剤による病的な体験は持続していた。警備会社に就職したが、従業員の不自然な行動が誰かに指図されているように思えた。その後の勤務先でも、従業員や客にコソコソ言われているように感じられた。80年になってからも、同様の症状は持続した。電波がきて、通行人や電車の乗客にもうわさ話をされているように感じた。毎晩、電波やテープに合わせて人の声や異常な声が聞こえてきた。

仕事中や出社の途中でも、「お前なんかすぐクビにする」「ざまあみやがれ」などと聞こえてきた。周囲の人がみな演技しているように思えた。実家のある銚子にもどると、親や兄が自分に圧力をかけている黒幕とグルになっていると思った。

水産会社に勤めてからも、従業員がコソコソ言い出し、「尻を掘らせろ」「夜中に殺す」「お前なんかすぐクビにする」などと聞こえてきた。周囲の人が不自然な歩き方や演技をし始めたので、言い返して仕事は辞めてしまった。親や兄弟の態度もおかしく感じた。

81年4月、29歳になった川俣は、２度目の服役を終えて府中刑務所を出所した。作業賞与金として、８４１５円を受け取り、表門を出た。電車に乗り渋谷駅で降りて、金物屋で柳刃包丁を買った。川俣は銚子市の実家へ電話をかけたが、父親からは相手にしてもらえず、兄の勤務先にかけ直して、次のように言った。

「今回の懲役ほど、苦労したことはなかった。親兄弟までグルになって、俺をいじめるとは思わなかったが、おかげで電波・テープにひっつかれた。俺は黒幕から、麻酔を打たれて殺される。その前にいっそ、舌を噛んで死んでやるが、それでも兄貴は平気か？」

川俣には、兄もぐるになっているように思えた。兄に対して、電波で妨害する理由を問いただした。「通行人を何人か刺し殺して人生を終わらせようと思っている」と兄に述べた。「人を刺して刑務所へ入り、舌を噛んで死んでやる」とも言った。

兄は弟の奇妙な言葉に愕然としながらも、金銭を援助することを約束した。その日のうちに、川俣に会って手持ちの3万8000円を渡した。さらに兄は川俣に、家には戻って来ないことを約束させた。

兄に会った後、夜の12時すぎに新宿に戻った。食事をしてビールを飲み、百人町の簡易旅館に泊まった。翌日から就職のために寿司屋を回った。しかし覚せい剤の後遺症によって幻覚や妄想が持続してみられる川俣に勤まる店はなかった。面接に出かけても、態度は横柄で言葉遣いも荒く、ヤクザっぽいと嫌われた。応募したいくつかの店は、どこも不採用になるか短期間で解雇されている。

川俣は辞め際には、「殺されてぇのか」「近いうちに、何かでかいことをやるから、よく新聞を見ていろ」などと捨て台詞を吐くこともあった。覚せい剤の使用については否定しているが、幻聴は持続していた。

森下町のベッドハウスでは、ベッドの上の泊り客がコソコソと呼吸に合わせて言ってくるように感じた。しつこく言うので辛抱できずに、「てめえの穴めどにオレのチンポぶち込んじゃうぞ」と怒鳴ったら、相手は静かになった。犯行の当日にはわずか195円しか所持金がなく、泊る場所のあてもなかった。

事件当日の朝、川俣は最後の希望をかけて銀座の寿司店に電話をしたが、そこではっきり断られ絶望的な気持ちとなった。

「尋常な状態じゃなくて、もうはりつめた覚悟した気持でダイヤル廻したんです」

「そしたら、むこうの答えは、またこの次の機会にお願いしますという丁重な答えだったんですが、ニベもなく断られました」

「それでその時点でガクンと絶望しまして、将来に自分の生きるのぞみなくしまして、それで電話切りまして、それで、そん時はもう絶望しちゃって、よーしと云う声を私は出しました。電話の受話機きりまして、その瞬間に私右側見てるんですけどね。そしたら、被害者の親子が、丁度、森下町の交差点を上がってこっちに歩いてくるところだったんです」

気づかれなかったADHD

事件後、川俣は2度の精神鑑定を受けたが、いずれも覚せい剤使用による幻覚妄想状態にあったという診断を受けて、責任能力の減弱が指摘された。公判では検察は無期懲役を求刑し、求刑通り無期懲役の判決が下された。

川俣の精神状態について、覚せい剤精神病、あるいは覚せい剤の乱用による幻覚妄想状態という診断に異論はない。しかし、前述したように、川俣の児童期においては、落ち着きのなさや衝動性、攻撃性が繰り返して指摘されており、明らかにＡＤＨＤの症状を示していたが、この点は見落とされている。もっとも鑑定書にＡＤＨＤという記載があったとしても、裁判の結果に与える影響はわずかであったと思われる。

川俣の暴力傾向は、単に粗暴な性格というだけにとどまらず、この疾患の症状であった可能性が大きい。早期にこの疾患を見出すことができていれば、彼の人生は異なったものとなっていたかもしれないし、この凄惨な犯行も防ぐことができたかもしれない。

第8章　発達障害を社会に受け入れるには

発達障害をどう支援するか

ＡＳＤ、ＡＤＨＤなどの発達障害の当事者の多くは、行政や福祉からの支援を受けずに、「一般人」として社会の中で暮らしている。彼らはある程度「普通」の社会参加は可能であるが、本書でここまで指摘したように、学校や職場などで、失敗を重ねて不適応となって仕事が続けられなくなったり、さらに引きこもりになったりするケースは珍しくない。

特に１９９０年代後半以降、職場に限らずあらゆる場面で管理化が進められ、何かというと「コンプライアンス」が重視されるようになっている。このような社会で暮らすことは、多少でも平均値からはみ出した特性を持つ人には辛い場合が多い。

さらに日本に独特の社会的、文化的な習慣も、発達障害の人にはある種の障壁となる。最近は多少の変化がみられるとはいえ、日本社会では、「常に自分の立場をわきまえ、空気や雰囲気を読んで行動する」ことが求められる。こうした「状況を把握する」能力が、実際の仕事の能力以上に評価されることも多いが、これは発達障害の人には苦手な分野だ。

海外生活の経験のある発達障害の人は、「日本よりはるかに住みやすかった」と言うことが多い。おそらく、多民族で異文化が交錯している社会においては、「場の空気を読む」「相手の思惑を考えて行動する」といった日本的な行動指針はほぼ無効で、むしろ明確なコミュニケーションや意思表示が求められるからだろう。

諸外国と比較すると遅まきながらではあるが、近年、わが国においても、知的障害とは別に、ＡＳＤやＡＤＨＤなどの発達障害に対する公的な支援策が設けられるようになった。国の取り組みとして、２００５年４月に「発達障害者支援法」が施行された（16年に一部改正）。医療の分野では、デイケアのシステムを用いて社会復帰を促す試みが続いている。

発達障害のためのデイケア

デイケアとは本来は入院治療と対比されるもので、「日中を病院で過ごして治療を受け、夜間は自宅で過ごす医療システム」を指している。これは利用者に社会復帰、社会参加を促す治療法である。日本の保険診療においては、デイケアの中で短時間のものをショートケアとして区別しているが、実際に行なう内容は変わらないので、本書においてはデイケアとしてまとめて扱いたい。

　デイケアの主な目的は、対象者によって多少異なるが、「生活の支援」「社会復帰への橋渡し」である。たとえば長期間自宅に引きこもりを続けてきた人にとっては、生活のリズムを作るという意味で、デイケアは有用である。また就労を目標としている人には、仕事への準備という役割も持っている。

　精神科病院やクリニックにおけるデイケアは、これまでは慢性期の統合失調症やうつ病を対象としたものがほとんどであった。多くの成人のＡＳＤにとっての課題は、社会性やコミュニケーションスキルである。この点で、就労あるいは職業継続の問題やトラブルを生じやすい。従来のデイケアの大部分はこうしたＡＳＤ、ＡＤＨＤの当事者のニーズに合致しないものが大部分であった。また一部の施設ではうつ病圏の患者を対象として復職のためのいわゆる「リワーク・プログラム」が設置されている。だがこれらのプログラムの多くが40、50代の中高年を対象とし、会社への復職を目指すものであるため、若年が多い発達障害の当事者へのサービスとしてはマッチしなかった。

　最近になって、ＡＳＤ、ＡＤＨＤなどの発達障害を対象にしたサービスが、限られた施設ではあるが、設けられるようになってきた。昭和大学烏山病院においては、以前から統合失調症を中心とした通常のデイケアが存在していたが、08年からASDなどの成人の発達障害を中心としたデイケアを開設し、今日に至っている。

多くのデイケアに共通のプログラムとしてあげられるのは、レクリエーションと軽作業である。レクリエーションとしては、スポーツ、ゲーム、料理などが多いが、「人に慣れる」ことを目的としている集団活動である。軽作業は、以前は写植や陶芸などがよく行われていた。洗濯ばさみや商品のおまけの箱などの物を作る作業も多い。最近では、パソコンを用いた入力なども増えている。このようなレクリエーションと軽作業に加えて、スタッフによるレクチャー（心理教育、サイコエデュケーション）やソーシャルスキル・トレーニング（SST）などの認知行動療法（CBT）によるプログラムが行なわれることもある。心理教育は疾病の理解、薬物の作用・副作用、利用可能な福祉システムなどをテーマとして、講義形式で行なうものである。

SSTは実際の生活場面を想定し、ロールプレイなどを用いて参加者と対話をしながら、対処方法を学習していく手法である。たとえば「外来通院中に副作用と考えられる症状が出現した」という状況を想定し、参加者にどのような対応をしたらよいかを尋ねる。

この問いに対してある患者は、「手元にある副作用止めを服用する」と答えるが、スタッフは、「30分たっても、副作用止めの効果がなかったらどうするか？」とさらに質問を重ねる。これに対して、「もう少し待ってみる」「病院に電話して、指示をもらう」などいくつかの選択肢が出てくるが、それぞれに対して問題点を討議していく。

烏山病院には、病棟部門とは独立した2階建ての建物（リハビリテーションセンター）にデイケア部門が設けられている。１階には広いフロアがあり、ここはスポーツや全体の集会に用いられる。２階には調理場があり、参加者が料理したり食事したりできるようになっている。また、10〜15名ほどの小グループ用の小部屋がいくつかあり、グループの討議や心理教育などに用いられている。

デイケアにはさまざまなコースがもうけられている。終日利用可能なコースの他、心理教育とＣＢＴを中心にした半日のコースもあり、ＡＳＤなどの発達障害を主な対象として運営をしている。

デイケアを利用したメンバーからは、「自分だけが悩んでいると思っていたが、みんな同じようなことで悩んでいると知って安心した」「皆の前で話すことで、客観的に自分の考えをまとめることができるようになった」などの感想を聞くことが多い。

もっとも、デイケアが万能とは言えないのも明らかである。なかなかグループの中になじめない当事者も多いし、あるいはスタッフのレベルややる気に問題のあることもまれではないが、デイケアが社会復帰に有用なツールであることもまた事実である。

デイケアを利用したＡＳＤの例

Ｋさんは、現在24歳の男性である。就学前から他の子供と遊ぶことは好まず、一人でいることが多かった。他人と視線を合わせようとせず、友達を欲しがる様子もなかった。言葉使いも独特で、誰に対しても敬語を使うため、周囲から浮いてしまい、小学校時代にはいじめの被害にもあった。親は教師から児童相談所への相談や病院受診を勧められていたが、勉強面での理解に問題はなかったので、それには至らなかった。

中学時代には、Ｋさん本人も自分が他の生徒と違っていることを意識し、周囲との隔たりを常に感じるようになった。高校在学中に米国への短期留学を経験した。Ｋさんにはこの留学生活が非常に楽しく、日本では考えられないくらい快活になった。

このため、大学は海外の大学の日本校に進学したが、やはり周囲と溶け込めない上に教師の指示をうまく理解できず、学習がなかなか進まなかった。大学のカウンセラーに相談したものの、最終的には大学を中退している。

このような経過のＫさんが、発達障害の専門外来に紹介されて受診することになった。Ｋさんは平均以上の知能を持つＡＳＤと診断されたが、これまでアルバイトを含めて社会経験がわずかしかなく、数年にわたり引きこもりに近い状態が続いていた。

一時飲食店でアルバイトをしたことがあったが、「人の話を聞いていない」「仕事にムラがある」「あいさつができない」などと店長から繰り返し叱責され、長続きしなかった。

ただＫさんには社会参加の希望は強くあり、デイケアへの通所を勧めたところこれに応じて、その後約1年あまり休むことなくデイケアに通い続けた。デイケアには熱心に参加したが、興味のわかない場面ではぼんやりして居眠りが目立ち、コートを着たまま鞄を手にもって作業をするなど、不自然な行動も散見された。

そういう中においても、不器用ながらＫさんは積極的に仲間入りする努力を重ね、やるべき作業が明確であるときには、しっかりと取り組むことができるようになった。やがて他のＡＳＤの当事者とも打ち解けて話すことができるように変化し、Ｋさんは、「ここで初めて友達らしい友達ができました」と述べている。現在Ｋさんはデイケアを終了し、就労移行支援事業に参加して就職の準備を行っている。

ＡＳＤのデイケアのメニュー

現在、烏山病院において中心となっているのが「土曜クラブ」と名づけられたＡＳＤの治療プログラムである。これは1回3時間、月2回、1クール12か月のグループを同時並行で、4〜6グループもうけている。

1グループの定員は10名程度である。このグループのメンバーの多くは就労しているかフルタイムでの就労経験があり、ある程度のコミュニケーション能力は有しているものの、仕事の現場においてなんらかの不適応を示した人が多い。

この土曜クラブの他に、より対人関係の障害が大きく、社会適応が困難である当事者を対象として、平日のコース（「水曜クラブ」「木曜クラブ」）も設けている。平日のコースにおいては、一般のデイケアのプログラムを利用することもある。この他、２０１４年からは、ＡＤＨＤのみを対象として、週1回3時間、3か月のＡＤＨＤグループも開設した。ＡＤＨＤグループの詳細は、後述する。

ＡＳＤのグループについては、半年から1年間あまりのプログラムの終了後に、月１回のＯＢ会を実施している。またこれとは別に、メンバーが主導で、趣味のサークルを自主的に結成している。また家族会を中心として、定期的に「家族のつどい」を開催している。

表8-1に、土曜クラブにおける1年間、全20回のプログラム内容を示した。この内容に沿って、スタッフ向けにマニュアル、参加者向けにワークブックを作製し、各自に配布している。全体の3時間の中で、イントロダクションとして、「始まりの会」「ウォーミングアップ」「宿題の確認」を行った後に、その日のプログラムを開始する。

プログラムの内容は、その日のテーマとともに、SST、ワーク、ディスカッションなどで構成されている。始まりの会のマニュアルの一部を表8-2に示した。担当スタッフは事前にマニュアルを確認し、円滑に進行するように心がけている。

表8-3に示したものが、第5回「会話を続ける」におけるマニュアルの一部である。スタッフがプログラムの概略について説明をした後に、参加しているメンバーがそれぞれの項目について実践的に練習できるように工夫がされている。

ここで注意してほしいのは、このようなプログラムを「うまくこなす」ことが、治療の目標ではないことである。プログラムを通じて他者と接し、さらには様々な問題やトラブルに取り組むことが主な目標であり、その経験が将来の社会生活において有用となる。

つまり、デイケアはASDにおける障害そのものを改善させるというよりも、生活の中

表 8-1　烏山病院「土曜クラブ」のプログラム

C：コミュニケーション　D：ディスカッション　E：心理教育プログラムの略

回数	メイン・プログムラム　9:30〜12:30
1	自己紹介：第○期スタート
2	C1：コミュニケーションとは？
3	C2：あいさつ／会話を始める
4	E1：障害理解・「発達障害とは？」
5	C3：会話を続ける
6	C4：会話を終える
7	D1：「ピアサポート①」
8	C5：表情訓練／状況をよむ
9	E2：感情のコントロール（不安）
10	E3：感情のコントロール（怒り）
11	C6：頼む／断る
12	E4：社会資源
13	D2：相手への気遣い
14	C7：アサーションとは？（非難と苦情）
15	E5：「ストレスについて」
16	D3：「ピアサポート②」
17	E6：自分の事を伝える①
18	E7：自分の事を伝える②
19	C8：感謝する、ほめる
20	卒業式／ふり返り

表 8-2 「始まりの会」マニュアルの一部

ゲーム名	内容
自己紹介リレー	①好きな食べ物を言った後に自分の名前を言う。 「リンゴの好きな○○です」 ②次の人は前の人が言ったことを復唱してから自己紹介をする。 「リンゴの好きな○○さんと、イチゴが好きな△△です」 ③次の人は前と前々の人が言ったことを復唱してから自己紹介する。 ……以下、続く。
表情伝言ゲーム	① 2 チームに分かれて縦一列に並び、出題された表情（笑顔・怒っている顔・悲しい顔など）を後ろから前に送っていく。 ※声に出してはいけない。手は使ってもよい。 ②一番前の人は送られてきた表情が何であるかを当てる。 ⇒ 2 チームで速さと正確さを争う。

表 8-3 第 5 回「会話を続ける」マニュアルの一部

テーマ　開かれた質問

1. 考えよう「親子の会話」（目安：15 分）

ポイント　・開かれた質問を使うことで、相手から多くの情報が得られることを理解する。
・相手に合う話題をあらかじめ用意できなくても会話ができることを理解する。

リーダー：「今から親子の会話を 2 つ紹介します。皆さんが感じたことを教えて下さい」（A、B 2 つの会話の紹介）
「会話の内容は学校であったことを聞いているという同じものですが、展開が違います。どうして違いがあるのか考えてみて下さい」

リーダー：「皆さんの意見を聞かせて下さい」

意見を募る　（回答例）「質問の仕方が違う」「A は質問攻めになっている印象がする」

リーダー：「質問の仕方によって、相手の答えやすさが変わり、会話が長く続くことがここからわかります。B のような質問のことを『開かれた質問』といいます」

で感じる「生きづらさ」にどう対処していくか、あるいはどのように本人の個性を生かした生活をしていくかを検討していくことに目標がある。さらに言えば、こうしたグループ活動の中で失敗することも、体験として重要となってくる。

実際のグループ活動をみていると、前述したKさんのように、このような発達障害のグループにおいて、はじめて自分と似た性質を持った仲間と出会うことができ、他者に受け入れられ、親密になれる経験をするケースも珍しくない。

就職することができたASDの事例

烏山病院のデイケアを利用して就職まで至ったASDの事例を紹介しよう。Aさんは現在40代の男性で、国立大大学院修士課程中退の学歴で、IQは113と高い値である。

Aさんは幼少期、言葉数が少なく周囲から孤立しがちで、ブロックやパズルなどの一人遊びが多かった。成績は優秀で、有名高校を卒業してから国立大学の理学部に入学。その後大学院に進学するが、学生時代は一人で過ごすことが多く、周囲とは疎遠であったため、困ったことがあっても誰にも聞けないことがたびたびであった。

博士課程進学を希望したものの、担当教員から受け入れられず意欲を失くして中退する。

その後は自宅に引きこもり、強迫症状が出現しイライラから物を壊すようになったため、精神科を受診した。しかし効果的な治療は受けられず、次に受診した病院で強迫性障害と診断され服薬治療を開始したが、この時点においてASDなどの診断はついていなかった。

その後、ネットの情報から自分はアスペルガー症候群ではないかと思い、当時の主治医に相談したところ、烏山病院を紹介された。32歳のときに当院を受診し、ASDと診断された。この時点で、引きこもってから約10年が経過していた。

烏山病院の主治医からはデイケアへの参加を勧められた。強い動機はなかったが週に1回であれば参加してもよいと考え、発達障害専門プログラム（水曜クラブ）に参加した。

Aさんの幼少期からの特徴として、慣れない人と話すのが苦手なこと、世間話ができない、さらには他人の話を聞くのも苦痛であるなどのコミュニケーションの問題があった。加えて感覚過敏や、興味の偏り、こだわりの強さなども認められた。

半年の水曜クラブ終了後は、就労意欲が持てなかったため、デイケアの就労支援プログラムに移行することはしなかった。しかしデイケア・スタッフの強い勧めもあり、企業や就労支援機関の見学、ハローワーク主催のジョブガイダンス事業にスポット的に参加した。

その後、デイケアのスタッフとの間で意見の相違が生じ、反発したAさんは再び引きこもりに戻った。この時期には、ハローワークでの月1回の面接とデイケアでの数か月に1回の面接は続けていた。

引きこもり期間においては、小康状態であった強迫症状の悪化や、金銭の浪費も増えた。浪費により貯金が底をつき始めたタイミングで、スタッフはデイケアで短期の研究補助アルバイト募集の話を勧めた。Aさんはこれを受け入れ、病院内の仕事であったため、なじみもあり、3時間のアルバイトを週に2日程度始めた。

アルバイトが終了したとき、「何をやっても楽しくない」という虚無感に襲われたものの、どうせ楽しくないならと発想を逆転させ「仕事でもしてみるか」という気持ちの変化が生じ、烏山病院における障害者雇用の話を引き受けた。

入職してから半年間はただ疲れるという感覚であったが、次第に仕事に対して達成感のようなものが感じられるようになった。これに伴って、「何をやっても楽しくない」という虚無感が薄らいでいった。2年目に入ると、自ら進んで新しい業務を始めるなど、心境の変化がみられている。

業務態度はまじめで、遅刻欠勤などはまったくなかった。仕事内容はパソコンによるデータ入力、データベース関連業務などだった。Aさんはパソコンへの関心が以前より強く、知識も豊富だった。これまで放置されていた医事のシステム改善にも貢献している。さらに今後は親から独立して一人暮らしをし、キャリアアップを目指したいと考えている。

Ａさんは、高い知的能力を持つものの、ＡＳＤの特性から社会に出るチャンスを逸し、就労準備はほとんどしていない状態であったが、理解のある環境では以前の経過からは想像もできない社会生活を送ることが可能となっている。

ＡＤＨＤの治療過程

ＡＤＨＤにおける薬物療法の効果は示されているが、治療の前提として重要なのは、ＡＤＨＤという疾患の理解であり、当事者による疾患の受け入れである。つまり、**①自分自身のＡＤＨＤによる行動特性を理解し、②その行動特性を肯定的に受け入れて、③その行動特性を変化させるために立ち向かう気持ちを持つ、**ことが治療において重要である。

多くのＡＤＨＤの人は、これまでの人生において「だらしがない」「真剣に物事に取り組もうとしていない」などと周囲から非難され、自己否定的な思いにとらわれていることが少なくない。あるいはこうしたマイナスの経験を重ねてきたことで、うつ状態や適応障害の状態を発症しているケースもみられる。

こうした点が本人の「やる気」の問題ではなく、ＡＤＨＤという疾患によるものであることを正しく認識することで、仕事や人生への取り組み方に大きな変化が生じる。これは本人だけでなく、周囲の家族の問題でもある。家族がＡＤＨＤを理解することによって、本人の受けるストレスが減り、精神症状が安定する例も多い。

デイケアを利用したＡＤＨＤの事例

外来の診察室で、27歳の男性Ｔさんは「自分自身では、高校生の頃から、ＡＤＨＤとボーダー（境界性パーソナリティ障害）を持っているのではないかと思っていた」と述べた。これまで受診した精神科では、ＡＤＨＤとは言われずにパーソナリティ障害のみの診断を受けていたという。「いつもイライラして仕方がない」というのがＴさんの訴えだった。些細なことで感情的に爆発をした。すれ違う人と身体がぶつかるとつい怒鳴ってしまったり、けんかになってしまったりすることもあったという。

Ｔさんにとって、対人関係はいつも苦痛の原因だった。誰かと一緒にいると「見捨てられるのではないか」という不安をいつも感じた。相手が自分の思い通りの反応をしないと不信感を持ってしまい、その度に相手を衝動的に攻撃してしまう。こうしたことは、プライベートでも職場でも同じように起きた。

家庭環境には恵まれなかった。父親は酔っ払っては家族に暴力を振るう人だった。母はTさんをかばってくれたが、感情的に不安定で頼りにならなかった。小学校時代はおとなしい平凡な子供だったが、いじめの被害に遭って辛かった思い出がある。

通知表には「落ち着きがない」「机がきたない」「協調性がない」とよく書かれた。教室では、頻繁に物をなくした。学校の行事などで、じっとしていることが苦手だった。普段はおとなしいが、カッとしてけんかをして他の子供に物を投げつけた。イライラが高じて教室から逃げ出して隠れていたこともあった。

成績は中学までは可もなく不可もなく、「3」が多かった。集中力が十分でなく、本を最後まで読むのが苦手で、なかなか勉強が手につかなかった。高校生になりいくらか集中力が増し成績は上がったが、クラスメートや教師となじめずに退学してしまい、その後は通信制の高校に通った。自分で受験勉強をして、都内近郊の有名私大に合格することができた。大学卒業後は、仕事を転々とした。警備員、塾講師、飲食店などの仕事についたが、どこでも同僚や上司とぶつかり長続きしなかった。

最初にTさんを診察した医師は、次のようにコメントしている。

「穏やかで、礼節、身だしなみも整っている。些細なことでイライラしやすく、周囲への過敏性と奇妙な意味づけがある。人格水準は保たれているが、社会適応は困難である。診断的にはスキゾイドパーソナリティと適応障害と考えられる」

スキゾイドパーソナリティとはパーソナリティ障害の一つで、統合失調症に類似した対人関係、社会性の障害を示す一群であり、症状的にはASDと類似点が多い。

Tさんはこの診断に満足せず、発達障害の専門外来を受診した。外来におけるTさんには、スキゾイドパーソナリティや統合失調症で通常みられるような不自然な緊張感はみられず、フレンドリーで快活な人だった。

Tさんは小児期から多動と不注意の症状がみられるとともに、彼の訴えている対人関係の問題は、感情面での不安定さから来るもので、ADHDの衝動性に関連していると考えられた。これまでに述べたように、ADHDにおいては、思春期以降の時期において対人関係が悪化するケースが珍しくない。彼らは人の気持ちがわからないわけでないが、衝動的に自分の意見を述べる傾向が強く、一方的に自己主張することが多い。さらに、Tさんがそうであるように、些細なきっかけで激昂しトラブルを起こしやすい。

Tさんに以上の点を説明し、彼の問題の大部分はADHDに関連すると指摘した。

するとTさんはホッとしたような表情を浮かべた。そしてADHDの症状について説明すると、彼は「自分自身が至らないためと思っていたことが、実は病気によるものだったのですね」と言うのだった。さらに、幾分優等生的ではあるが、「自分たちのように、行き場所のない人の代弁者になりたい」と付け加えた。

ADHDという診断によってTさんの心の重荷は軽くなったようだったが、その後の彼の経過は、必ずしも平坦ではなかった。Tさんは、ADHDのグループ療法に参加してADHDについての理解を深めた。ここでグループの女性メンバーと親しくなったが、好意を持たれることが負担となり、距離をとるようになった。

ADHDグループ終了後は、一般のデイケアに通所した。しばらくは笑顔で来院を続け、他のメンバーの面倒もよくみて、自ら自助グループを作りたいと積極的に語りもした。

しかし、Tさんの感情面での不安定さは続いていた。あるとき急に担当スタッフに話したいことがあるといって怒りをあらわにした。彼は、「デイケアのスタッフが馴れ馴れしい」と言って怒り出し、なだめてもまったく受け入れなくなり、一時は受診が途切れた。

Tさんの不安定さを克服するのは簡単ではなかったが、「デイケアではつい〝いい子〟を演じてしまう」と自分を振り返ることができるようになり、徐々にではあるが安定した対人関係を築けるようになってきている。

ＡＤＨＤグループのプログラム

ＡＤＨＤの理解には、心理教育（サイコエデュケーション）が重要である。心理教育は多くの精神疾患に対する治療において行われているが、成人期のＡＤＨＤにおいても、ＡＤＨＤの特徴や症状の現れ方について、十分な説明を行なうことが必要であり、さらに当事者本人に、これまでの人生における失敗経験を語ってもらい、ＡＤＨＤの特性との関連について検討することが有用となる。

このような心理教育は、個人面接の場面でも可能であるが、グループで行うことにより効果が高まる。治療者からの「講義」よりも、同じ疾患に悩んでいる他の当事者の発言のインパクトのほうが強いケースが多いためである。同様の症状で苦しんでいる人が自分以外にもいることを知ることで共感を呼び、自己理解が深まりやすい。

ここで、昭和大学附属烏山病院で行われている成人ＡＤＨＤ患者を対象とするグループ療法について、その概略を紹介したい。この治療法はわが国においてはじめての試みで、心理教育とＣＢＴを組み合わせたものとなっている。

表8－4に示したのは、現在施行している全12回のADHD専門プログラムである。1グループの成員は10～12名の希望者とし、プログラムを実施するスタッフは、基本的にリーダー、サブリーダーの2名を置いた。

プログラム構成は、「始まりの会（20分）」で1週間の出来事を語ってウォーミングアップを行い、各回のテーマに沿った「プログラム（100分）」を実施、最後にプログラムの感想を発表する「帰りの会（10分）」を行っている。途中、プログラムの進行に応じて休憩を取るようにしている。

このプログラムの第1期から第3期まで3クールの結果について報告する。3クールの合計参加者は35名、うち3名は途中で中断している。男女比は3クールともほぼ半々の割合で、ASDのグループと比較すると女性の参加比率が高かった。出席率は全体でも8割を超えており、参加者の意欲、動機づけが高かったことを示している。

プログラム初日から、グループ活動はさかんであった。初回からお互いに声をかけて雑談が始まる。対人接触の良さやコミュニケーションに対する抵抗感の無さ、あるいは衝動性からくる部分もあり、グループの雰囲気は良好であった。ディスカッションにおける発言も多く、回を重ねるごとに凝集性が高まっていくのが感じられた。一方で、プログラム

表8-4　ADHDグループのプログラム表

回数	プログムラム内容
1	オリエンテーション／アンケート
2	ADHDを知る／ディスカッション
3	認知行動療法／自動思考／認知再構成法
4	不注意／ディスカッション
5	不注意（計画性・時間管理）
6	不注意（忘れ物）
7	多動性／ディスカッション
8	衝動性／ディスカッション
9	衝動性（金銭管理）
10	ストレス対処法／気分転換／環境調整
11	対人関係（家族編＋職場編）
12	まとめと振り返り／アンケート

開始時間に到着しない、休憩時間を守れないなど時間やスケジュールの管理が難しい人も多く、社会人として生活を行う上で、さまざまな問題を招く可能性が推測された。

メンバー同士の関係性については、全12回のプログラム終了時に「グループを継続したい」との要望が多くの参加者から寄せられた。参加者の希望により「OB会」としてグループは自主的に継続している。同じ生きづらさを持つ者同士の居心地の良い関係を大切にしたいという思いが強く感じられた。

参加者に好評だったテーマとしては、「忘れ物対策」「時間管理（集中力）」「衝動買い」「ストレス対処の方法」などであった。また経験や対処法の共有を目的としたディスカッションにおいては討論する時間が不足する場面が多くみられた。

参加者の感想は、「同じ診断を持つ者と話しあうことができ、孤立感が減った」「他の人の話を聴いて、いろんな対処法があることを知った」など肯定的なものが大部分であった。

このグループ療法は多くの参加者にとって高い評価が得られたが、客観的な指標でも裏付けられた。ＡＤＨＤの症状や行動をアセスメントできるＣＡＡＲＳ得点について、プログラム前後の得点変化を検討したところ、ＡＤＨＤの主症状である「不注意／記憶の問題」「ＤＳＭ-Ⅳ　不注意型症状」得点の低下に統計的な有意差が認められた。

参加者の不安症状については、ＳＴＡＩ（状態―特性不安検査）を用いて評価した。その時の不安の大きさを示す状態不安および性格特徴としてとらえられる特性不安共にプログラム施行後に有意に低下した。このように、グループ療法を施行することにより、精神症状の改善も得られることが示された。

就労移行支援事業

発達障害などの就労を支援するシステムとして、「就労移行支援事業」がある。これはNPO法人、社会福祉法人、株式会社などが運営する施設で、障害のある当事者の職業訓練や実習などを行って、企業への就職をサポートすることが役割である。

デイケアなどを利用して社会性やコミュニケーション能力が改善した人であっても、現実の社会経験が十分でないと、必ずしも就労には直接つながらない。このため、より実践的な就労への準備のために、就労移行支援事業を利用することがある。

就労移行支援事業の多くは約20名が定員で、5〜6名のスタッフで運営している小規模の施設が多い。スタッフの1人は5年以上の臨床経験を持つ精神保健福祉士（PSW）などの国家資格保有者が必要であるが、他のスタッフは未経験者でも構わない。

内容としては「学校」のイメージに近く、パソコン教室、ペン字練習などの作業的なものから、面接のロールプレイや企業における実習などの内容が含まれている。ビジネスマナーの講座をもうけている例も多い。

多くの就労移行支援事業では、身体障害、知的障害、発達障害を含む精神障害のすべてを受け入れている。発達障害に特化した事業所は少ないが、「Kaien《カイエン》」がその代表的なものである。利用料については、多くが無料で利用可能であるが、一部は前年度の所得によって自己負担が発生する場合もある。

Ｋａｉｅｎは株式会社であり、代表の鈴木慶太氏が２００９年に設立した企業である。鈴木氏は元ＮＨＫアナウンサーという異色の経歴の持ち主だが、３歳の息子が自閉症に罹患していることが判明したのをきっかけとして、発達障害の就労支援を推進しようと考えるようになったと述べている。

医学専門誌に掲載された鈴木氏の論文によれば、Ｋａｉｅｎに通う発達障害の当事者は、年齢別では20代後半が多い。働き始めてからはじめて精神科を受診し、発達障害の診断を受けるケースが一般的である。男女比では、おおむね７：３だという。

過去の職歴は、アルバイトを含め仕事をまったくしたことがない人は15％あまり、年収２００万円未満の低所得層は７割程度だった。最近では烏山病院の通院者でもデイケアを利用した後に、就労移行支援事業所に半年から１年あまり通所する人が増加している。

おわりに　発達障害とどう向き合うか

発達障害を見逃されてきたケース

最近、印象に残った患者さんがいる。Nさんという10代の女性である。彼女はある私立大学の学生だった。初めて外来を受診したときにNさんは、「めまい、ふらつきなどでかかりつけ医にかかっていましたが、専門医ではないため、紹介状を書いて頂き、来院しました」と落ち着いた様子で述べた。

彼女は、近所の内科医に通院していた。通院先の紹介状には、「不安障害疑い」という病名が記されていた。不安障害とは、パニック障害（不安神経症）、対人恐怖症などの総称である。主治医からの紹介状にはこう書かれていた。

「8月に入ってから睡眠と食事が乱れるようになり、全身倦怠感と呼吸困難も自覚するようになりました。13日、過換気が認められ点滴にて症状が軽快していきました。家族と本人から家庭内のことでストレスがあるとのことです」

Nさんの入学した大学は有名大学ではあったが、第一志望ではなかった。彼女は多少不本意ではありつつも、気持ちを入れ替えて新しい生活に積極的に取り組んだ。4月のオリエンテーションでは、何人か友人ができた。ボランティアのサークルに入るとともにアルバイトも始め、かなり多忙な毎日だった。

本人としては充実した日々を過ごしていたが、入学して2か月目頃より、新しくできた友達から冷たい態度をとられることが多くなった。Nさんには思い当たる原因はなかったにもかかわらず、クラスの中で孤立するようになる。

彼女は大学に行くことが辛くなり、次第に休みがちになった。体調の悪い日が続く中、過呼吸の発作が起こり、前述した内科を受診した。そこで抗不安薬の投与を受けたがなかなか安定しなかったために、精神科に紹介された。

だが、Nさんは不安障害の患者らしくはなかった。というのは、過呼吸の発作はみられているが、発作は1回のみで繰り返すことはなかったからである。ただ感情面での不安定さと体調の悪さは続いていた。素直な話しぶりで性格の偏りはみられず、大学での不適応の原因ははっきりしなかった。

同伴した母親に聞くと、高校生のときにも同じようなエピソードがあったという。学園祭の実行委員として多忙な毎日を過ごす中、オーバーワークで自分を追い込み過ぎ、ひどく落ち込んだ状態となり、自殺を口にしたため精神科を受診した。

今回も、同じようなパターンだった。Nさんは、大学入学後のオーバーワークがきっかけで、体調を崩して不適応となっていた。このような生活の破綻の仕方は、過剰集中から不適応を繰り返すADHDの人によくみられる。

そこで筆者はNさんの症状のベースにADHDが存在しているのではないかと考え、彼女の生育歴について聞いてみた。母親によれば、Nさんは子供の頃から不注意で忘れ物が多く、ものをなくすことが頻繁にあった。また片付けが苦手で、いつも落ち着かなかった。対人関係は苦手ではないが、友達関係が長続きせずに急に破綻することが何度かあった。

このような経過から、NさんにはADHDがみられると考えられた。この点について説明すると、本人は納得して安心したような表情を浮かべた。「自分でもどこか他の人とは違う変わったところがあると思っていました」と彼女は述べた。その後のNさんはADHDの特性を理解することによって自分の生活をコントロールすることが可能となり、まずまず順調な大学生活を送っている。

発達障害を「認識」することの大切さ

前項に示したケースはＡＤＨＤが基本的な疾患であった。

同様にＡＳＤにおいても、なかなか診断がつかずに適切な治療やアドバイスを得られない場合が少なくない。あるいは他の病名と診断されて、そのまま長期にわたって症状が慢性化しているケースも存在している。そこでここでは、発達障害に対する対応の仕方や病院や相談機関の利用方法について気がついた点を話してみたい。

幼児から思春期の前半までの発達障害を扱っているのは、小児科の一部と児童精神科である。児童相談所の他にも、公営の相談施設を設ける自治体も増加している。小児の発達障害を診療する病院やクリニックは十分とは言えないが、各地域に一定数は存在している。

本書では成人期の発達障害を中心に述べてきたが、児童期にＡＤＨＤやＡＳＤの症状を示しても、軽症で問題行動がみられない場合は、見逃されていることが多い。きちんとした調査はこれからであるが、かなりの割合の発達障害が小児期においては見逃されている。

たとえばＡＤＨＤで不注意症状を示す児童でも、「授業中に立ち歩く」「他の子供と頻繁にけんかをする」などの他人に迷惑をかける行動がなければ、教師は注意をしない。ＡＳ

Dにおいては、他の子供との交流が少なく孤立傾向がみられても、学習面で遅れがなければ、単に「おとなしい子供」として扱われているケースが大部分である。

児童期の発達障害に対する親の態度はさまざまである。わが子の症状について詳しく調べ、病院などに相談して積極的に治療や養育を望む人がいる一方、逆に発達障害の存在そのものを否定してかかり、教師や医師の説明に耳を傾けない人もみかける。「自分の家系に障害者が出ることなどあり得ない」と反論する親もいた。

そこまで頑なでなくても、症状が軽症の際には、なかなか発達障害という考えに至らないようだ。単に「落ち着きのない子供」あるいは「おとなしく人付き合いが苦手な子供」とみなして納得していることもよくみられる。

しかし、親が発達障害をきちんと認識できているかどうかは、養育態度という面で決定的な違いを生む。子供の状態を「症状」によるものと考えるか、あるいは「気持ちの持ち方次第のもの」とみなすかで、子供に対する評価が大きく変わるからである。発達障害について認識していない親は、不必要に子供を叱責しかねない。このような意味で、早期の発見は重要であろう。

いずれにしても、子供に対する親の態度は子供の精神状態に与える影響が大きい。発達障害の認識がない場合においても、基本的な生活習慣はしっかり身につけさせる必要はあるが、親が本人の「症状」を受容してとがめ立てすることなく寛容に接することは、子供の成長にとって重要である。

児童期において、ＡＤＨＤで多動や衝動性が強い場合には、投薬を行うという選択肢が存在している。投薬を行なう場合においても、ＡＤＨＤという疾患について十分に理解することが生活面における改善には必要である。

また現在のところＡＳＤには、特効薬的な薬物は存在していない。衝動的な行動が激しい場合、抗精神病薬などを投与することは行なわれているが、薬物療法の前提としては障害や特性に対する十分な理解が重要であるのは言うまでもない。

成人になると、ほとんどの場合は本人が希望して専門外来への受診に至っている。専門外来を受診する以前に、いくつかの精神科クリニックなどに通院していたり、大学生であるならば学生相談室などに通っている場合が多い。

ただ問題は、現時点において、成人期の発達障害を扱っている医療施設がかなり少ないことである。児童精神科の門戸も狭いが、成人期を扱う診療施設はさらに数少ない。病院に行っても、「うちは専門ではないので発達障害は診られない」と断られたという話をよく耳にする。この点については、医療機関や行政の地道な努力が必要である。

より問題が大きいのは、前述したように、発達障害を見逃されて他の精神疾患として長年の治療を受けてきたケースである。この問題は複雑な側面を持っている。ADHDもASDも、うつ病などの他の疾患を併発しやすいことに加え、他の疾患との症状面での重なりが大きいため、両者の関係を正しく評価することは必ずしも容易ではない。

最近経験したケースであるが、40歳代の男性Hさんは長年にわたり、「精神分析」を専門とする医師の診療を受けてきた。この医師はマスコミにもしばしば登場して社会的な問題にコメントすることも多く、彼の両親は引きこもり状態の息子を連れてこの医師の外来を受診していた。

だが結果は散々だった。その医師はHさんの発達障害を見抜くことができずに、「病気ではない。ただの甘えだ」と一喝した。本人の受診はしばらくして中断したが、あきらめきれない両親はその医師に相談を続けた。「甘え」を厳しく指導するようにと指示された両親は、Hさんと対立を続け、その後10年あまり家庭内に諍いが絶えなかった。

ある時期からHさんは、自分は発達障害ではないかと思い、医師に食い下がった。だが、まったく聞いてもらえなかったという。その後、彼は自ら筆者の専門外来を受診し、正しい診断がついた。間もなく投薬の内容を変更して安定した精神状態を続けることができるようになった。最近では両親との仲も改善し、一緒に旅行にも行くようになっている。

実はこのHさんと同様のケースはまれではない。うつ病や統合失調症、あるいはパーソナリティ障害と〝診断〟され、発達障害を見過ごされているケースが多々ある。

医療者側も当事者も、長期にわたり治療を行っているにもかかわらず、症状が慢性化してなかなか改善がみられない場合、一度は発達障害の可能性を検討すべきである。

＊

本稿の執筆にあたっては、文春新書編集部の西本幸恒氏に多大なアドバイスと励ましを頂きました。ここに感謝の意を捧げます。本書が、発達障害の当事者およびご家族のお役に立つことを願っております。

岩波　明（いわなみ あきら）

昭和大学医学部精神医学講座主任教授（医学博士）。1959年、神奈川県生まれ。東京大学医学部卒業後、都立松沢病院などで臨床経験を積む。東京大学医学部精神医学教室助教授、埼玉医科大学精神医学教室准教授などを経て、2012年より現職。2015年より同大学附属烏山病院長を兼任、ADHD専門外来を担当。精神疾患の認知機能障害、発達障害の臨床研究などを主な研究分野としている。著書に『狂気という隣人　精神科医の現場報告』『心に狂いが生じるとき　精神科医の症例報告』（以上、新潮文庫）、『大人のADHD　もっとも身近な発達障害』（ちくま新書）ほか。

文春新書

1123

発達障害《はったつしょうがい》

2017年（平成29年）3月20日　第1刷発行
2017年（平成29年）7月25日　第8刷発行

著　者　岩波　明
発行者　木俣正剛
発行所　株式会社　文藝春秋

〒102-8008　東京都千代田区紀尾井町3-23
電話（03）3265-1211（代表）

印刷所　理想社
付物印刷　大日本印刷
製本所　大口製本

定価はカバーに表示してあります。
万一、落丁・乱丁の場合は小社製作部宛お送り下さい。
送料小社負担でお取替え致します。

ISBN978-4-16-661123-2